ÉTUDES CLINIQUES

SUR LES

MALADIES DE LA CORNÉE,

Par M. le Dr TAVIGNOT,

Ex-chirurgien interne des hôpitaux civils de Paris et chef de clinique des maladies des yeux à la Pitié.

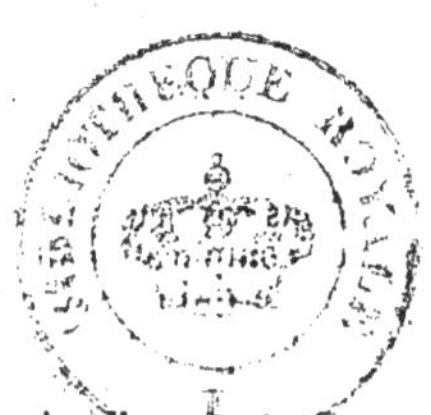

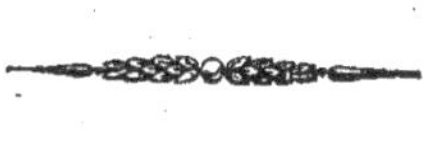

La cornée, d'une texture en apparence homogène, est néanmoins composée de plusieurs tissus distincts ; ce qui explique, jusqu'à un certain point, les différences que présentent les maladies auxquelles elle est exposée. Mais cette circonstance ne suffit pas pour rendre compte de toutes les variétés de kératopathies que nous allons décrire ; car chaque tissu élémentaire peut être lui-même le point de départ de plusieurs altérations ; et pour comprendre, par exemple, comment telle forme de kératite s'est développée plutôt que telle autre forme, il faut souvent avoir recours à l'étiologie. Il y a donc, dans l'étude des maladies de la cornée, à tenir compte de deux choses : du siége et de la nature de la lésion.

Le siége peut modifier la symptomatologie, la marche, le traitement de la kératite ; la connaissance de la cause peut être également d'un grand secours, en permettant d'attaquer cette cause par des remèdes appropriés qui ne deviennent efficaces contre la maladie de la cornée qu'en combattant son origine première.
—Pour cette double raison, les affections cornéales présentent des différences tellement tranchées qu'il est impossible de tracer, même à longs traits, une description générale qui soit applicable ensuite à chaque cas particulier. Les maladies de la cornée paraissent être des unités pathologiques distinctes les unes des autres ; cependant il n'est pas rare d'observer la transformation de telle forme de kératite en telle autre forme ; ainsi la kératite, d'éruptive pourra devenir ulcéreuse, d'ulcéreuse, purulente. Est-ce à dire pour cela qu'il n'existe point de types primodiaux ? Assurément non ; seulement cette transformation, jointe à la coexistence, qui a lieu quelquefois, de plusieurs espèces de kératites sur un même malade, n'a pas peu contribué à jeter du vague et de l'incohérence dans l'étude des maladies de la cornée.

Encore si, au milieu de cette évolution de la maladie, les indications restaient les mêmes, le praticien pourrait à la rigueur ne pas tenir compte des phases que la lésion a parcourues, des complications qui sont survenues ; mais il n'est que trop vrai qu'il n'en est point ainsi et que la thérapeutique doit varier selon les différentes formes que révêtent successivement les kératopathies.

Ire section. — Des kératites aiguës.

§ I. KÉRATITE CONJONCTIVALE.— Comme son nom l'indique, la kératite conjonctivale est caractérisée par la vascularisation de la muqueuse qui tapisse la cornée, sans autre altération de cette membrane.

Causes. — La kératite vasculaire se rencontre à toutes les époques de la vie ; le tempérament ne paraît pas avoir beaucoup d'influence sur son développement. C'est surtout dans des influences mécaniques qu'il faut rechercher son origine : ainsi les corps étrangers implantés quelque temps dans la cornée ou irritant sa surface par un contact prolongé ; le frottement du bord libre des paupières devenues granuleuses ; l'action des cils vicieusement implantés ou renversés en dedans par le fait d'un entropion ; les lésions traumatiques de la cornée, et enfin la propagation, par continuité de tissu, à la conjonctive cornéale d'une phlegmasie de la conjonctive scléroticale ; l'on voit alors les vaisseaux cheminer peu à peu et finir par envahir la cornée en partie ou même en totalité.

Inspection. — La cornée conserve encore toute sa transparence ; toutefois, vue de côté, elle paraît avoir un reflet rougeâtre particulier ; vue de face, il n'est pas difficile de constater l'existence d'un ou de plusieurs vaisseaux sanguins capillaires qui, partant de la circonférence, tendent à gagner le milieu de la cornée. Ces vaisseaux existent bien évidemment dans la conjonctive, car, outre qu'ils paraissent très superficiellement placés, il suffit d'essayer de les déplacer par un simple frottement palpébral pour s'assurer qu'ils jouissent d'une assez grande mobilité. Quelquefois il n'y a qu'un seul vaisseau parti de la périphérie de la cornée; mais il se ramifie en un assez grand nombre de branches pour donner lieu à une vascularisation encore assez étendue. — En général, cependant, les vaisseaux qui arrivent à la cornée sont en assez grand nombre, 10, 15, 20; souvent même ils sont tellement nombreux et si déliés qu'il est impossible de les compter. Ils affectent volontiers dans leurs dispositions une forme irrégulière, quelquefois ils semblent se réunir en pinceau pour marcher ensemble.

Symptômes. — La vue peut être obscurcie par la grande quantité de capillaires sanguins qui sillonnent la superficie de la cornée. — L'excès de vitalité qu'atteste la vascularisation n'est plus compatible avec l'exercice régulier des fonctions de l'œil. La lumière n'est perçue qu'en déterminant un sentiment de gêne et de douleur. Le larmoiement est souvent très prononcé. Des douleurs erratives apparaissent parfois autour de l'orbite, et il n'est pas rare de voir survenir une sorte de blépharospasme continu.

Complications. — Une conjonctivite partielle ou générale se joint le plus habituellement à la kératite vasculaire, et il est même à remarquer que, malgré l'irritation qui a porté directement sur la cornée, c'est néanmoins la conjonctive sclérotieale qui s'enflamme la première. Il n'est pas rare de voir survenir, pendant le cours de la maladie, l'injection radiée de la sclérotique; il existe alors de la photophobie.

Marche et terminaisons. — La kératite vasculaire à l'état aigu n'a pas de tendance à faire des progrès; elle paraît plutôt marcher rapidement et spontanément vers la guérison, dès que la cause qui lui a donné naissance n'existe plus. — Sa gravité n'est que celle d'une conjonctivite ordinaire; mais si l'état aigu est trop prolongé, les vaisseaux nouveaux finissent par prendre, en quelque sorte, droit de domicile sur la cornée, et, en passant à l'état chronique, la kératite vasculaire aura d'autres caractères.

Traitement. — Il faut se hâter de traiter la conjonctivite cornéale; la connaissance de la cause du mal est ici d'un grand intérêt, car c'est elle qu'il faudra en premier lieu faire disparaître par des moyens appropriés. S'il s'agit d'un corps étranger, il faudra l'extraire; de cils renversés, il faudra les redresser; ainsi de suite. — Pour favoriser la résolution, on se trouvera bien d'employer ensuite des collyres astringents au sulfate de zinc ou de cuivre, au nitrate d'argent, au chlorure de sodium. — En général, après quelques jours de ce traitement, il n'y aura plus trace de vaisseaux sur la cornée.

§ II. KÉRATITE ÉRUPTIVE. — Elle est caractérisée par le développement d'une ou de plusieurs pustules ou vésicules à la surface conjonctivale de la cornée.

Causes. — Elles paraissent se résumer toutes dans des influences générales inhérentes plutôt à la constitution tout entière qu'à l'œil en particulier. Ainsi la jeunesse et l'adolescence, le tempérament lymphatique et la constitution scrofuleuse lui donnent presque exclusivement naissance. — Elle est plus fréquente dans les pays froids et humides que dans les contrées où l'air est sec et chaud. — L'origine de la maladie nous explique assez la tendance qu'ont les deux yeux à être affectés, soit en même temps, soit l'un après l'autre. — La coexistence de cette variété de kératite avec la variole est loin d'être assez commune pour permettre de considérer les pustules de la cornée comme liées à l'éruption de la peau, d'autant plus qu'elles ne se développent guère, en général, qu'à la période de desquamation de la variole.

Inspection. — Trois cas peuvent se présenter: 1° Il n'y a pas de complication du côté de la conjonctive sclérotieale qui est saine; la conjonctive palpébrale est seule un peu injectée. Aucune trace de vaisseaux n'existe également sur la cornée qui conserve alors toute sa transparence; l'on aperçoit seulement à la circonférence de la cornée, assez souvent vers l'angle externe ou interne de l'œil, une petite élévation d'un blanc-grisâtre, du volume d'un grain de millet, quelquefois plus petite encore et à peine perceptible à l'œil nu; c'est une pustule ou une vésicule, comme l'on voudra l'appeler; parfois il n'en existe qu'une seule le premier jour, mais bientôt il s'en développe de nouvelles, toujours au point de jonction de la cornée avec la sclérotique. J'ai vu, dans plusieurs cas, le limbe cornéal tout hérissé de ces petites élevures.

2° Les pustules, quelquefois plus volumineuses, sont moins nombreuses que dans la première catégorie; elles ont également pour siége la circonférence de la cornée sur laquelle elles empiètent davantage; leur volume peut égaler celui d'une lentille, leur aspect peut être demi-transparent ou ressembler à une infiltration plastique sous-conjonctivale; la forme est celle d'une pustule de varioloïde, mais plus acuminée; la transparence de la cornée est conservée dans tous les autres points; non-seulement la conjonctive palpébrale est injectée, mais l'on rencontre sur la conjonctive sclérotieale un faisceau vasculaire de forme triangulaire dont le sommet aboutit à la pustule et la base au cul-de-sac oculo-palpébral. Ces vaisseaux paraissent destinés à faire les frais du produit nouveau. Quelquefois il n'existe qu'une seule pustule, d'autres fois il y en a plusieurs dans le lieu d'élection que nous avons indiqué.

3° Ici la pustule ou les pustules, analogues d'ailleurs pour l'aspect aux précédentes, ne se rencontrent plus à la circonférence, mais bien à la partie centrale de la cornée ou dans un point intermédiaire à la partie moyenne et à la partie périphérique de cette membrane. Le paquet de vaisseaux offre encore les mêmes caractères que nous avons notés plus haut; seulement, il se prolonge sur la cornée pour atteindre la petite tumeur à laquelle il se rend ; quelquefois il semble s'avancer davantage et recouvrir la pustule elle-même ; celle-ci présente alors une coloration rougeâtre très prononcée.

Symptômes. — L'œil est douloureux, surtout dans les différents mouvements qu'on lui fait exécuter ; le larmoiement est parfois porté à un haut degré. La lumière est quelquefois fort pénible pour le malade, qui ne peut guère entr'ouvrir les yeux que dans l'obscurité. Cependant il n'est pas encore très rare de voir la photophobie manquer complètement ; d'ailleurs cette horreur de la lumière, souvent très prononcée au début de la maladie, on la voit disparaître à une époque plus éloignée, et sans que l'état matériel de l'œil paraisse pour cela amélioré. La douleur circumorbitaire est dans quelques cas assez forte pour empêcher les malades de reposer le jour et la nuit. Les enfants ont surtout la funeste habitude de se frotter fortement les paupières, comme on le fait volontiers lorsqu'il existe un corps étranger à la surface de l'œil.

Complications. — Parmi les complications de la kératite éruptive, il en est une assurément fort fréquente, c'est l'injection radiée scléroticale ; elle existe à peu près constamment à une période donnée de la maladie, lorsque la pustule a acquis assez de développement pour se creuser en quelque sorte une cavité dans le tissu propre de la cornée, qu'elle a ulcérée probablement par simple pression mécanique. L'injection radiée, lorsqu'elle n'est pas masquée par l'injection de la conjonctive placée au devant d'elle, est tantôt en rapport avec le point lésé de la cornée, tantôt, au contraire, elle occupe toute la circonférence de la sclérotique, lors même qu'il n'existe qu'une pustule ou qu'une vésicule cornéale. La présence de ce cercle radié précornéen entraîne lui-même avec lui une complication symptomatique fort importante dans la maladie qui nous occupe : c'est la photophobie. Ce symptôme, à lui seul, est plus grave que la maladie qui le détermine, car il peut plonger les malades pendant des mois entiers dans l'obscurité ; il empêche souvent de connaître l'état local de l'œil, d'appliquer convenablement les moyens thérapeutiques que l'on veut employer, et il peut être le point de départ de l'entropion, etc. Cependant le cercle radié et la photophobie ne sont pas nécessairement liés à l'existence de pustules ou de vésicules sur la cornée ; ils ne se rencontrent pas dans tous les cas, et, lorsqu'ils existent, ils ne persistent pas nécessairement pendant toute la durée de l'éruption pustulovésiculeuse. Sans doute il serait imprudent d'affirmer qu'il n'y a qu'une simple coïncidence entre le développement d'une éruption dans la conjonctive cornéale et la production du cercle radié et de la photophobie ; mais il n'en est pas moins vrai que ces deux derniers phénomènes peuvent exister à un haut degré, lors même qu'il n'y aura qu'une seule pustule ou vésicule, tandis qu'ils manqueront complètement malgré deux, trois, quatre, etc., pustules ou vésicules arrivées au même degré d'évolution. J'ajouterai que le cercle radié et la photophobie se manifestant le plus ordinairement au début de l'éruption pustulovésiculeuse, ou même avant qu'elle soit encore parfaitement accomplie, peuvent cependant ne point se rencontrer à cette période de la maladie, n'apparaître que beaucoup plus tard et lorsque l'éruption va perdre ses caractères pour en prendre de nouveaux, que nous étudierons à propos de ses terminaisons.

Si l'on admet avec nous ce que nous venons d'avancer, il n'est plus nécessaire d'insister pour démontrer que le cercle radié sclérotical, pas plus que la photophobie, qui en est une conséquence, ne sont les symptômes propres à la kératite éruptive ou ophthalmie scrofuleuse des auteurs ; ce sont bien plutôt des complications fréquentes. Nous nous garderons bien, maintenant, de suivre la marche radicalement vicieuse tracée par Mackenzie. Cet auteur distingue, en effet, dans la kératite éruptive deux variétés différentes qu'il décrit séparément : il nomme l'une ophthalmie phlycténulaire, c'est l'ophthalmie scrofuleuse ordinaire ; elle s'accompagne de photophobie. Il appelle l'autre ophthalmie pustuleuse, elle est à peu près exempte de photophobie. Le symptôme photophobique n'étant qu'une complication de la kératite éruptive, il peut aussi bien se rencontrer dans les deux espèces de lésions indiquées par l'auteur anglais, qui d'ailleurs n'a point trouvé, dans les caractères anatomiques de la maladie dont il a tracé la description, des différences assez fondamentales pour faire une division à notre avis exempte d'arbitraire.

En quoi, je le demande, l'ophthalmie phlycténulaire diffère-t-elle donc de l'ophthalmie pustuleuse ? Par la forme de l'éruption ? Non ; car elle est au fond à peu près identique. Par son siége ? Pas davantage ; car il n'a rien de fixe dans les deux cas. Par la forme ou le degré de la vascularisation concomitante ? Moins encore ; car elle n'a rien de foncièrement différent, qu'on l'examine soit dans la forme vésiculeuse, soit dans la forme pustuleuse de la kératite. Une seule idée paraît donc avoir préoccupé Mackenzie dans sa classification, c'est celle de la photophobie, et, selon que ce symptôme existait ou venait à manquer, il a décrit l'ophthalmie phlycténulaire ou l'ophthalmie pustuleuse. Mais pour nous, qui ne voyons dans la photophobie qu'une complication, et non un symptôme appartenant en propre à la kératite éruptive, nous nous abstiendrons de fonder sur de pareilles bases des divisions scolastiques.

Nous venons de signaler implicitement, à propos du cercle radié et de la photophobie, une complication très fréquente, celle de l'inflammation du cercle ciliaire ou la cyclite ; nous devons également mentionner deux autres complications survenant moins souvent, il est vrai, mais qui ne sont pourtant pas for ràres : nous voulons parler de la conjonctivite oculo-palpébrale et de l'iritis.

La continuité de tissu rend suffisamment compte de l'inflammation de la totalité de la conjonctive, et l'on peut aisément expliquer, par les changements survenus dans le système vasculaire de l'œil, les modifications morbides qui retentissent jusqu'au cercle ciliaire et par suite jusqu'à l'iris.

Marche et terminaisons. — Examinée, en dehors des complications dont nous venons de parler, la kératite éruptive peut se terminer ainsi qu'il suit :

1° *Par résolution.* — Dans un temps qui est proportionnel au volume de la petite tumeur et à l'efficacité du traitement mis en usage, la pustule devient de moins en moins proéminente, elle s'affaisse visiblement en paraissant gagner en largeur ce qu'elle a perdu en épaisseur. — Peu à peu une autre tache d'un blanc terne ou d'un gris foncé paraît la remplacer. En même temps les vaisseaux qui aboutissent à la tumeur éruptive perdent de leur calibre ou finissent même par disparaître complètement. — La matière infiltrée sous la conjonctive cornéale ou même entre les lamelles de la cornée est résorbée graduellement ; et après quinze jours, trois semaines, un mois, à dater du début de ce travail, la cornée a repris sa transparence à peu près normale.

2° *Par albugo.* — Mais les choses ne se passent pas toujours aussi heureusement que nous venons de l'indiquer ; la matière fibrino-albumineuse qui s'est épanchée sous la pustule ou à sa circonférence ne disparaît que fort lentement, surtout chez les sujets un peu âgés ; elle se concrète, paraît s'organiser aux dépens de quelques vaisseaux qui persistent encore, pour donner ainsi naissance à un albugo plus ou mois étendu et capable de compromettre gravement les fonctions de l'œil, s'il existe au centre de la cornée.

3° *Par ulcération.* — La vésicule et la pustule peuvent encore s'ulcérer, c'est-à-dire détruire la lamelle fort mince qui les recouvre, pour donner issue au dehors à la matière qu'elles contiennent. Le travail qui s'accomplit nous paraît être à peu près le même dans les deux cas ; seulement, quand il s'agit de la vésicule ou phlycténule qui paraît plus superficiellement placée que la pustule, la rupture se fait trop brusquement pour qu'il soit possible de bien étudier ce qui se passe ; à la place qu'elle occupait, l'on trouve un petit point opalin à peine perceptible, et quelquefois une légère ulcération transparente. La pustule met plus de temps pour se rompre, elle semble distendre peu à peu le tissu qui est au devant d'elle et n'amener son ulcération que par l'excès même de la distension. Ainsi l'ulcération ne se fait point de dedans en dehors, mais bien de dehors en dedans. Elle met, en général, plusieurs jours pour s'accomplir, et quelquefois même, pendant que le travail ulcératif marchait, si la pustule a diminué de volume sous l'heureuse influence de la résorption, l'ulcération s'arrête dans sa marche, de sorte qu'à l'exa-

men de l'œil, l'on trouve l'infiltration fibrino-albumineuse, dont nous avons déjà parlé, qui n'est plus séparée de l'extérieur que par une couche fort mince et pourtant restée transparente de la cornée, la lame la plus superficielle de cette membrane paraissant avoir été emportée par l'action d'une lame tranchante. Tout autour de l'ulcération il peut exister de petits vaisseaux, comme il peut aussi ne s'en pas rencontrer.

Mais souvent le phénomène de l'ulcération ne s'arrête pas à une couche aussi superficielle de la cornée, et toute la lamelle qui est au devant de la pustule se trouvant détruite, la matière infiltrée peut librement s'évacuer au dehors ; toutefois son issue est rendue difficile par la nature demi-concrète du produit morbide, et par les adhérences que celui-ci a contractées avec le tissu ambiant ; mais elle finit pourtant, à la longue, par être éliminée à l'aide d'un travail nouveau qui s'établit dans le tissu cornéal lui-même ; aussi arrive-t-il quelquefois que l'espèce de réaction inflammatoire qui s'opère dans la cornée pour chasser ce corps étranger est le point de départ d'accidents fort graves, tels que la kératite purulente, la perforation de la cornée, la synéchie antérieure, etc. Quoi qu'il en soit, l'ulcère qui en résulte ne reste pas toujours transparent ; car, une fois l'espèce de bourbillon évacué, les parois de l'ulcère qui se sont enflammés sécrètent une nouvelle matière puriforme, et c'est là l'origine d'une variété d'ulcères pulpeux que les anciens désignaient sous le nom d'ulcères malins, corrosifs ; ulcères toujours si graves et par les accidents dont ils peuvent être l'origine, et par les taches leucomateuses qu'ils laissent constamment après leur guérison. Nous avons vu que la pustule, suivant en cela une sorte de loi générale, tendait à se porter à l'extérieur. Nous ajouterons que, dans ce cas particulier, sa position superficielle au-dessous de la conjonctive cornéale, rend la résistance qu'elle a à vaincre bien moins grande de ce côté que vers la chambre antérieure de l'œil. — Aussi la perforation de la cornée, quand elle a lieu, se produit-elle bien plutôt par le travail ulcératif consécutif à l'ouverture de la pustule au dehors que par suite même de l'évolution au dedans de ce produit morbide.

Traitement général. — Sans que l'on sache trop ni comment ni pourquoi, il n'est pas moins incontestable que la kératite éruptive se développe fréquemment sur des sujets lymphatiques ; la première chose à faire devra donc être de chercher à modifier la constitution du malade par un régime et une médication appropriés. — Le traitement hygiénique a ici de l'importance, mais il faudra aussi administrer au malade, soit pendant son traitement, soit après sa guérison, *pour éviter les récidives qui sont si fréquentes*, des amers, des toniques, etc., le houblon, le sirop de gentiane — l'iodure de potassium, porté graduellement jusqu'à la dose de 3 ou 4 grammes par jour, a quelquefois parfaitement réussi. J'ai également employé avec succès le sous-carbonate de fer.

—L'on a beaucoup préconisé le sulfate de quinine administré comme tonique à la dose de 5 à 10 et 15 centigrammes par jour. Malgré tout le bien que Mackenzie a dit avoir retiré de l'emploi de ce médicament, je suis d'autant moins convaincu de son efficacité que l'auteur anglais ne paraît pas l'avoir expérimenté en n'employant que lui seul.

Les saignées générales me paraissent plutôt nuisibles qu'utiles dans la kératite éruptive; j'ajouterai même qu'il faut être très sobre de saignées locales, et qu'on n'aura recours à l'application de sangsues ou de ventouses scarifiées aux tempes ou derrière les oreilles que pour combattre un état congestif accidentel de l'œil.

Traitement local. — Il consiste à combattre directement la pustule, ou ses accompagnements, les vaisseaux.

1° *Ouverture artificielle.* — Quelques auteurs, et parmi eux Maître-Jan, ont conseillé, si les pustules tardaient trop à s'ouvrir d'elles-mêmes, de hâter l'évacuation de la substance plastique qu'elle renferment, pour empêcher que, par un trop long séjour, elle n'excave davantage la cornée et ne laisse ensuite une ulcère trop profond. Nous avons nous-même suivi cette pratique sans avantages réels, le produit sécrété ne parut pas s'évacuer plus vite, et il ne nous a pas semblé que l'ouverture de la pustule accélérât le moins du monde le travail d'élimination propre à en débarrasser l'œil. L'ouverture artificielle ne doit pas non plus être conseillée pour le cas où il existe de simples vésicules ou phlyctènes; car celles-ci n'entraînent pas les mêmes désordres que la forme pustuleuse, et d'ailleurs elles se rompent d'elles-mêmes le plus ordinairement avec la plus grande facilité.

2° *Cautérisation.* — C'est un moyen assez énergique, sans doute, pour modifier favorablement, dans quelques cas, la vitalité de la cornée, que de toucher la tumeur éruptive avec un crayon de nitrate d'argent. — Cependant cette méthode de traitement ne laisse pas que d'avoir souvent de graves inconvénients: elle peut donner lieu à une réaction trop vive, dont la conséquence sera peut être une kératite purulente; elle est d'ailleurs fort douloureuse, et comme l'eschare que produit la cautérisation a une certaine étendue, le leucoma qui en résulte n'en est que plus grand.

3° *Destruction des vaisseaux.* — Il ne faut pas croire qu'il soit toujours fort aisé d'agir sur les vaisseaux qui, de la conjonctive scléroticale, se rendent à l'éruption pustulo-vésiculeuse; souvent, en effet, il existe, comme complication, de la photophobie, qui rend toutes les manœuvres dans ce sens fort difficiles. Mais, dans les cas où l'examen de l'œil est facile, nous avons plusieurs fois obtenu des avantages réels de la destruction des vaisseaux qui vont alimenter les pustules. Nous avons, pour atteindre ce but, deux moyens: la cautérisation et l'excision, qui agissent, en définitive, à peu près de la même manière; nous avons pourtant donné la préférence à l'excision, parce qu'elle nous paraît encore plus sûre dans ses résultats que la cautérisation. Quoi qu'il en soit, il ne faut pas considérer la destruction des vaisseaux comme applicable à tous les cas de kératite éruptive; nous pensons au contraire qu'il ne convient d'y avoir recours que quand la maladie tend à passer à l'état chronique, et que les vaisseaux déjà nombreux ont un certain volume.

4° *Collyres.* — En conséquence de la position superficielle de la lésion, les collyres astringents peuvent être employés avec des avantages incontestables. — Nous mettons volontiers en usage le nitrate d'argent, le sulfate de zinc, de cuivre, le sublimé. Le chlorure de sodium nous a plusieurs fois parfaitement réussi.

5° *Révulsion.* — Les révulsifs doivent jouer ici un grand rôle. Nous en distinguerons de plusieurs ordres. — A. *Vomitifs.* — L'on a conseillé l'emploi du tartre stibié, administré de manière à entretenir des nausées continuelles. On en met 20 centigram. dans 180 grammes d'eau, dont on fait boire une cuillerée à bouche toutes les cinq minutes. — Nous n'avons pas par nous-même expérimenté ce traitement, et nous n'en parlons que sur l'autorité de Mackenzie. — B. *Purgatifs.* — Leur usage devra être fréquemment répété, s'il n'existe pas de contre-indication du côté du tube digestif. Les purgatifs salins, et mieux l'alcoolé de semences de colchique, à la dose de 15 à 25 gouttes, etc., devront être administrés de trois jours l'un. — C. *Salivation.* — Elle nous paraît agir également par révulsion; car nous avons remarqué que le calomel, à moins qu'il n'irrite l'intestin, n'a guère d'efficacité s'il n'agit pas sur la bouche. — C'est donc à tort, à notre avis, que l'on a voulu nier l'heureuse influence que la salivation exerce sur l'état de la cornée; nous avons vu trop souvent des kératites éruptives rebelles céder à ce moyen, après avoir résisté à beaucoup d'autres, pour que nous ne partagions pas à cet égard l'opinion des Anglais. — Sans doute la salivation est un agent thérapeutique qui a ses inconvénients; cependant il ne faut pas les exagérer, et, à tout prendre, ils ne sont rien en face de la gravité de la lésion qu'elle est appelée à combattre. — Le calomel devra être associé à l'opium pour affaiblir autant que possible son action sur l'intestin. L'on devra commencer par 30 centigrammes de calomel, en portant graduellement la dose jusqu'à 5, 8, 12 décigrammes, et même un gramme par jour. On aura soin toutefois de cesser son usage dès que la salivation commencera à s'établir, afin de ne pas la rendre par trop intense. — D. *Vésicatoires.* — On se trouvera bien, à une époque où l'état suraigu aura été combattu par les moyens appropriés, d'appliquer successivement tout autour de l'orbite des vésicatoires volants de la grandeur d'une pièce de cinq francs. Nous en avons obtenu et vu obtenir d'excellents résultats. Les vésicatoires sur les paupières, conseillés par M. Velpeau, ne sont pas plus efficaces, autant que nous avons pu en juger, et leur emploi n'est pas toujours sans inconvénients.

§ III. **KÉRATITE PURULENTE.** — Elle est formée par du pus développé entre les lames de la cornée.

Causes. — Elles sont nombreuses et de plusieurs ordres. Les causes prédisposantes ne sont point connues, car la kératite purulente se rencontre à toutes les époques de la vie, aussi bien chez l'enfant que chez l'adulte et le vieillard. Les lésions traumatiques, telles que les incisions, les piqûres, les contusions violentes de la cornée, sont quelquefois suivies de suppuration de cette membrane lorsque le tissu cornéal sous-jacent vient à s'enflammer. L'ophthalmie purulente amène fréquemment après elle la suppuration de la cornée, soit par contiguïté de tissu, soit, ce qui est plus probable, par la simple action irritante du pus à la surface de cette membrane. L'hypopion peut également être suivi d'une kératite purulente. — Enfin, l'on voit quelquefois la suppuration de la cornée se développer rapidement sans que l'on puisse rattacher son origine à quoi que ce soit.

Inspection. — La kératite purulente peut être partielle ou générale, mais dans les deux cas les caractères de la maladie ne varient que fort peu. La suppuration qui est circonscrite aujourd'hui à un point de la cornée pourra occuper demain sa totalité; tandis que lorsqu'elle a de prime abord envahi toute l'étendue de cette membrane, elle peut après quelque temps se limiter davantage et ne plus occuper qu'une partie de son étendue. La cornée offre au premier abord une coloration jaune-grisâtre; quelquefois sa surface a conservé tout son poli.

Si la suppuration est générale, l'on ne voit point l'intérieur de l'œil, et l'on ignore ainsi l'état de l'iris, de la chambre antérieure, etc. La cornée peut avoir conservé sa configuration normale; mais le plus souvent, par trop ramollie pour résister suffisamment à la contraction des muscles droits, elle offre une convexité plus ou moins irrégulière et plus ou moins étendue.

Symptômes. — Il n'est pas rare de rencontrer des sujets affectés de kératite purulente circonscrite ou partielle qui n'éprouvent, dans l'appareil oculaire, qu'une douleur insignifiante, analogue à celle d'une conjonctivite. On les voit alors ouvrir eux-mêmes leur œil malade sans que la lumière leur soit pénible; mais il n'en est pas toujours ainsi, à cause des complications qui peuvent survenir. Le larmoiement est en général peu prononcé; une sorte de sentiment de tension, d'étranglement, qui existe dans l'œil et qui se propage souvent autour de l'orbite, sont à peu près les seuls symptômes accusés par le malade. J'ajouterai même que tout cela cesse dès que le pus s'est fait jour au dehors.

Complications. — Une conjonctivite avec chémosis est la complication la plus ordinaire de la kératite purulente. Si celle-ci s'est développée sous l'influence d'une des causes que ous avons signalées plus haut, cette cause peut exister encore, et l'on doit actuellement n'en tenir compte qu'à titre de complication, car la suppuration de la cornée est devenue la maladie principale. Lorsque l'injection de la conjonctive n'est pas très serrée et qu'il n'y a point de chémosis, l'on peut voir s'il existe un cercle radié péricornéal qu'il y a alors de la photophobie, bien que la lumière ne puisse pas quelquefois traverser la cornée opaque; cela tient à ce que l'iris se contracte par l'influence de celui du côté opposé. Il est rare de voir la kératite purulente double, excepté dans le cas où elle est le résultat de l'ophthalmie purulente.

Marche et terminaisons. — La kératite purulente générale et même partielle marche toujours rapidement vers sa terminaison qui peut être ou la résolution complète de l'épanchement ou la destruction de la cornée. Il ne faut pas, en général, se hâter trop tôt de considérer comme perdue une cornée infiltrée de pus, car l'observation nous montre tous les jours la facilité avec laquelle s'opère la résorption quand une fois l'on est parvenu à la faire intervenir. Cependant, nous dirons que la kératite purulente se termine le plus habituellement par une ulcération plus ou moins étendue qui ne donne qu'incomplètement issue à la matière purulente devenue très adhérente aux lames de la cornée, ulcération que la hernie de l'iris vient compliquer très souvent. Par une destruction complète de la cornée qui est éliminée en totalité comme une véritable eschare; ce qui amène l'atrophie de l'œil. Enfin, par une sorte de concrétion de la matière purulente produisant un albugo incurable.

Traitement. — Pour agir efficacement contre une pareille affection, il faudra mettre en usage les saignées générales et locales, et y revenir à plusieurs reprises, si la constitution du malade le permet. Au lieu d'avoir recours en même temps aux purgatifs comme quelques praticiens le conseillent, je préfère de beaucoup chercher à établir le plus promptement possible la salivation, et pour cela il ne faut pas craindre d'administrer une trop forte dose de calomel, que l'on peut porter bientôt jusqu'à un gramme par jour en le joignant à l'extrait thébaïque. Une fois la salivation établie, elle semble exercer une sorte de révulsion sur la cornée, ce qui est bien plus efficace que celle que l'on pourrait amener sur le tube digestif. Il nous paraît également rationnel d'ajouter à ces moyens des frictions, trois fois par jour, avec une pommade composée de parties égales d'onguent mercuriel et d'extrait de belladone qui agit de deux manières, comme résolutive par l'onguent mercuriel et comme dilatant de la pupille par la belladone. De sorte que si l'on n'est pas assez heureux pour obtenir la résorption du pus, et s'il se fait une perte de substance à la cornée, l'iris aura moins de tendance à s'y engager.

La kératite purulente n'étant en définitive qu'une sorte de phlegmon diffus de la cornée, l'on pourrait se demander s'il ne serait pas avantageux de chercher à donner de bonne heure issue au pus par une ouverture artificielle. Nous rejetons cependant cette opération par la raison que le pus intimement uni au tissu cornéal ne s'évacue pas par une incision qui ne fait dès lors qu'ajouter aux désordres dont la cornée est déjà le siége.

§ IV. KÉRATITE PLASTIQUE.—Elle est constituée par un épanchement de lymphe plastique dans le tissu propre de la cornée.

Causes. — Souvent consécutive à d'autres maladies, il n'est pas rare de la voir survenir pendant l'évolution d'une pustule ou d'un ulcère de la cornée, ou bien être le résultat de cautérisations faites avec le nitrate d'argent sur cette membrane. Elle peut être également la conséquence d'une conjonctivite plus ou moins aiguë. Nous en dirons autant des lésions traumatiques qui peuvent atteindre la cornée; enfin, comme la kératite purulente, la kératite plastique débute quelquefois brusquement sans que l'on sache à quoi rattacher sa production, que n'influencent guère l'âge ou la constitution.

Inspection. — La kératite plastique peut être diffuse ou circonscrite, sans qu'il soit toujours possible de s'expliquer cette différence. La cornée offre, dans les deux cas, une coloration d'un blanc mat qui masque complètement ou incomplètement la chambre antérieure. La surface cornéale a conservé son poli et sa configuration normale. Si la kératite plastique est limitée à une seule partie de la cornée, il est d'usage de la rencontrer occupant la moitié inférieure de la cornée, et laissant tout-à-fait transparente sa moitié supérieure. Cependant il n'en est pas toujours ainsi, et l'on voit assez souvent l'épanchement plastique disséminé indifféremment dans toute l'étendue de la cornée pour constituer quelquefois des espèces d'îlots indépendants les uns des autres et séparés par des portions de cornée restées diaphanes. Néanmoins, le reste de la cornée conserve rarement une transparence parfaite, et les petits épanchements plastiques se dessinent sur un fond nébuleux, demi-opaque, demi-transparent. Lorsque la lymphe constitue une couche assez épaisse, la surface libre de la cornée présente dans le point correspondant une légère bosselure. La conjonctive cornéale s'injecte dans quelques cas, et des petits vaisseaux superficiels se développent alors et vont s'irradier à quelque distance. Mais un phénomène bien plus curieux est celui qui se passe au sein de la lymphe, lorsqu'elle est épanchée en certaine quantité. En effet, au bout d'un certain temps le produit sécrété devient de moins en moins blanc, il prend une teinte grisâtre, et, en y regardant de plus près et à l'aide d'une forte loupe, l'on distingue dans quelques cas des petits vaisseaux sanguins, placés soit au centre, soit à la circonférence de la fausse membrane, et qui ne communiquent point encore avec les vaisseaux normaux de l'œil.

Symptômes. — La vue a d'autant plus à souffrir que l'épanchement plastique est plus étendu et placé plus directement en face de la pupille. Lorsque la kératite plastique n'est que partielle, on peut encore distinguer les objets soit de face, soit de côté, mais toujours d'une manière confuse, parce qu'il est rare que la portion de cornée contiguë à celle qui présente la lésion n'offre pas également quelque léger nuage. Le larmoiement, presque nul dans la forme diffuse, est en général beaucoup plus abondant dans la forme circonscrite ; il en est de même de la photophobie, sans que l'on puisse trop s'expliquer pourquoi ce phénomène survient plutôt dans un cas que dans l'autre. Cependant, lorsque ces deux variétés existent depuis quelque temps, elles sont également exemptes de larmoiement et de photophobie.

Complications. — Il est rare que la kératite plastique générale ne s'accompagne pas d'une conjonctivite suraiguë, avec chémosis charnu; la kératite plastique circonscrite n'offre que rarement cette complication. Il peut aussi exister des ulcères, des pustules, etc., sur la cornée, qui, ayant été le point de départ de l'épanchement plastique, persistent encore pendant quelque temps après que celui-ci s'est effectué. L'injection radiée peut se rencontrer également, mais elle n'est pas toujours visible, à cause de la présence de la conjonctivite ; cependant, comme elle se développe surtout dans la forme circonscrite de la kératite plastique qui se complique moins souvent que la précédente de conjonctivite, on peut encore constater l'existence du cercle radié dans l'immense majorité des cas. Il peut également se développer une iritis, mais le fait n'est pas assez ordinaire pour que nous en tenions compte à titre de complication habituelle.

Marche et terminaisons. — La kératite plastique diffuse, surtout lorsqu'elle fait des progrès, peut être suivie en peu de jours d'une destruction de la cornée; au contraire, si elle marche vers la résolution, la résorption de la matière épanchée ne tarde guère à s'effectuer, et tout rentre bientôt dans l'état normal, ou à peu près. La kératite plastique circonscrite offre une marche plus lente, soit dans un sens, soit dans un autre ; elle a en quelque sorte des allures moins franches, et c'est elle surtout que l'on voit passer à l'état chronique. Quoi qu'il en soit, la kératite plastique peut se terminer par albugo, par rupture à l'extérieur ou à l'intérieur ; dans ce dernier cas, elle donne lieu à une kératite séreuse, suivie bientôt d'hypopion ; par kératite vasculaire interstitielle, ulcération pulpeuse, perforation de la cornée, sa destruction complète, l'atrophie de l'œil.

Traitement. — Il est à peu près le même que pour la kératite purulente : antiphlogistiques, révulsifs sur l'intestin, révulsifs surtout sur la bouche par le calomel, sur les environs de l'orbite par des vésicatoires. Les frictions avec la pommade mercurielle simple, avec addition d'extrait de belladone, s'il existe de la photophobie, pourront également hâter la terminaison heureuse de la maladie.

§ V. KÉRATITE EN FUSÉE. — On la reconnaît à une petite tumeur du volume d'un grain de millet, se déplaçant par les progrès de la maladie.

Causes. — Il faut se contenter jusqu'ici d'invoquer l'influence des causes prédisposantes pour rendre compte du développement de cette maladie. Nous dirons seulement qu'elle paraît appartenir en propre à l'enfance, et qu'on la rencontre spécialement depuis l'âge de trois à quatre ans jusqu'à quinze ou seize ans. Nous pourrions peut-être ajouter, si les observations ultérieures confirmaient ce que nous avons déjà vu, que les sujets à tempérament lymphatique y sont prédisposés, de même que les jeunes filles chez lesquelles la menstruation s'établit difficilement en sont plus fréquemment affectées que les autres. — Les autres influences, telles que l'action du froid, de l'humidité, d'un travail excessif des yeux, etc., que l'on pourrait invoquer ailleurs, nous paraissent sans influence dans le cas particulier.

Inspection. — Au début, l'on trouve à la circonférence et dans le tissu même de la cornée une espèce de petite tumeur irrégulièrement arrondie, du volume d'un grain de millet ou de chènevis, d'un aspect opalin, quelquefois grisâtre, souvent d'une coloration rougeâtre. Il n'existe ordinairement qu'une seule tumeur, mais il peut s'en rencontrer plusieurs situées à peu de distance les unes des autres ou dans un point diamétralement opposé.

Un peu plus tard, la tumeur qui avoisinait la circonférence se déplace, en se dirigeant directement vers le centre de la cornée ; toutefois elle laisse en cheminant, comme traces de son passage, une sorte de *traînée* demi-transparente, d'un blanc laiteux, où l'on peut distinguer des espèces de lignes parallèles d'une coloration plus accentuée. Il y a là comme une sorte de *voie lactée*, pour me servir d'une comparaison aussi ingénieuse que vraie due à MM. A. Bérard et Lhommeau. — La tumeur ne s'arrête pas toujours au milieu de la cornée ; elle dépasse quelquefois cette limite en se dirigeant en droite ligne. On l'a vue atteindre le côté opposé à celui d'où elle était partie. Au fur et à mesure que la tumeur, qui reste toujours placée en avant, se dirige vers le centre, la *voie lactée* acquiert naturellement plus d'étendue, mais en conservant tous ses caractères. — Il n'est pas rare de voir plusieurs tumeurs analogues, nées de points différents du périmètre de la cornée, se diriger également vers la partie centrale de cette membrane où elles finissent par se rencontrer après avoir laissé sur le chemin qu'elles ont parcouru de nombreuses marques de leur existence. Sillonnée de la sorte, et dans différents sens, la membrane jadis transparente de l'œil est devenue d'un blanc tigré qui la rend tout-à-fait méconnaissable. — Si l'on examine attentivement, à l'œil nu, ou mieux à la loupe, l'espèce de

papule cause de tous ces désordres, elle paraît formée d'un lacis vasculaire se continuant avec la bandelette lactée dont nous avons déjà parlé ; de sorte que la tumeur est probablement encore en communication avec les vaisseaux placés à la circonférence de la cornée par les rayons parallèles qui constituent la traînée laiteuse en question, lesquels nous font l'effet d'autant de petits vaisseaux sanguins, restés perméables ; seulement leur brusque apparition au sein du tissu cornéal aura été suivie d'une légère exhalation plastique qui les enveloppe et les dérobe à nos regards. — Cette forme de kératite n'est pas habituellement simple, elle s'accompagne à peu près constamment d'une rougeur très vive de la partie antérieure de la sclérotique ; l'injection radiée n'est pas bornée dans tous les cas au point correspondant à la lésion cornéale, mais elle forme un cercle complet, quelle que soit l'étendue de la kératite en fusée.

Symptômes. — Une douleur péri-orbitaire existant la nuit comme le jour, un larmoiement fort abondant, surtout lorsque l'on cherche à explorer l'œil malade, une photophobie on ne peut plus prononcée, tels sont les caractères essentiels de cette maladie. La vision, peu troublée au début, peut être à peu près complètement abolie plus tard lorsqu'une ou plusieurs papules se sont avancées jusque dans le point correspondant à la pupille.

Complications. — Il est rare qu'il existe autre chose qu'une simple injection de la conjonctive palpébrale. L'inflammation de l'iris peut néanmoins se rencontrer, mais elle ne nous a pas paru fort fréquente.

Marche et terminaisons. — La kératite en fusée fait parfois des progrès tellement rapides que la cornée peut devenir en fort peu de temps complètement opaque ; mais à côté de cette forme, en quelque sorte suraiguë, il en est une autre qui marche moins vite, et met quinze jours, trois semaines, un mois et même plus avant d'amener les mêmes désordres. — Après que l'on a cru triompher du mal par un traitement approprié, il n'est pas rare de voir tout à coup surgir une nouvelle tumeur papuleuse, qui vient remettre tout en question et forcer le chirurgien à faire un nouveau traitement. L'on doit s'estimer heureux lorsque l'on est parvenu à fixer la papule et à l'empêcher de traverser le centre de la cornée ; car les désordres que cette variété de kératite laisse après elle compromettent gravement les fonctions de l'œil. La cyclite et la phothopobie ne suivent pas la kératite en fusée dans toutes ses phases, et souvent elles disparaissent avant que la lésion de la cornée ait cessé de faire des progrès ; mais l'absence de cercle radié et de sensibilité de l'œil à la lumière indique en général une amélioration prochaine.

La papule, tout en cheminant, peut devenir de plus en plus superficielle, détruire le mince feuillet de cornée et de conjonctive qui la recouvre, se faire jour à l'extérieur et donner naissance à une variété d'ulcère.

Lorsque le travail ulcératif est encore peu

avancé, comme la destruction de la cornée paraît s'opérer de dehors en dedans, il peut arriver, pour la papule ambulante, que quelques lames cornéales soient ulcérées, tandis qu'il en reste encore quelques-unes pour protéger la petite tumeur. Nous avons remarqué également que, dans ces cas, le feuillet persistant conservait sa transparence jusqu'à la fin. Cette terminaison serait heureuse si elle se faisait toujours à la circonférence de la cornée, car la tumeur change alors de nature, et elle paraît avoir perdu cette force progressive et envahissante qu'elle avait auparavant.

Traitement. — Les enfants affectés de kératite en fusée sont généralement assez faiblement constitués ; il faut donc les tonifier et chercher à modifier en même temps le principe morbide devenu inhérent à leur constitution ; pour cela l'on administrera avec avantage du sous-carbonate de fer, du houblon, de l'huile de foie de morue, de l'iodure de potassium ; mais il ne faut pas s'en tenir à ces moyens dont l'action est toujours fort lente et qui sont plutôt destinés à prévenir le retour de la maladie qu'à faire disparaître celle qui existe déjà. Les révulsifs vésicants et purgatifs, la salivation, nous semblent encore parfaitement indiqués dans cette variété de lésion cornéale. Le traitement le plus énergique et le mieux approprié n'étant pas toujours accompagné de succès, je me suis demandé s'il n'y aurait pas quelque moyen de détruire *sur place* cette papule ambulante ; mais pour cela il faut pouvoir agir au début et lorsque la partie centrale de la cornée est encore saine.

Avec l'extrémité pointue d'un crayon de nitrate d'argent, l'on touche pendant quelque temps la petite tumeur papuleuse que l'on aura au préalable mise à nu en grattant légèrement avec la pointe d'un bistouri la conjonctive si ténue et le feuillet cornéal si mince qui la recouvrent. L'eschare produite est éliminée bientôt après, et il reste à sa place un ulcère médiocrement profond, qui n'est suivi que d'une opacité sans importance, puisqu'elle se rencontre à la circonférence de la cornée. — Par cette méthode l'on arrête les progrès ultérieurs du mal, et l'on combat à la fois la maladie principale et toutes ses conséquences.

§ VI. KÉRATITE ULCÉREUSE. — Les ulcères de la cornée sont très fréquents, et ils peuvent se présenter sous des formes différentes, s'accompagner de symptômes variables qui en font autant d'espèces distinctes. — Cependant il est moins important, aujourd'hui que nous avons un traitement également efficace dans toutes les variétés de kératite ulcéreuse, d'insister sur la description des cas particuliers ; aussi nous bornerons-nous à une courte description, et ne parlerons-nous du traitement qu'à la fin et d'une manière générale. Nous divisons les ulcères de la cornée en deux catégories : 1° ulcères transparents ; 2° ulcères opaques.

1° A. *Ulcères pointillés.* — Ce sont de petites ulcérations microscopiques, en général nombreuses, placées sur la conjonctive cornéale, et attaquant à peine la couche la plus superficielle de la cornée.

Causes. — Ils débutent souvent spontanément ; quelquefois ils surviennent pendant le cours d'une conjonctivite, soit catarrhale, soit purulente ; l'âge ne paraît pas influer sensiblement sur son développement ; la constitution non plus. Des influences mécaniques longtemps prolongées peuvent les déterminer ; mais souvent ils existent sans qu'il soit possible de les rattacher à quelque influence bien démontrée.

Inspection. — La surface de la cornée, dans toute son étendue, est dépolie et a un aspect comme cendré ; l'on aperçoit à la loupe des myriades de petits enfoncements qui ont l'air d'autant de piqûres d'épingles. Ce sont de véritables ulcères dont les bords et le fond ont conservé leur transparence. La cornée elle-même se laisse encore traverser par la lumière, mais elle a perdu son éclat normal ; elle a quelque analogie avec une cornée qui a macéré pendant quelque temps, ou bien encore avec la cornée d'un cadavre. Du reste, on aperçoit peu ou même pas de vascularisation à sa surface.

Symptômes. — Les ulcérations pointillées ne s'accompagnent pas ordinairement de beaucoup de douleur dans l'œil ; la vision n'est troublée qu'en raison du degré d'opacité de la cornée, et, s'il n'existe pas d'autre état pathologique, le larmoiement et la photophobie sont peu développés.

Complications. — Il y a toujours, à des degrés différents, de la conjonctivite ; quelquefois l'on rencontre le cercle radié péricornéal, avec de la photophobie. La kératite vasculaire aiguë ou chronique, la kératite plastique peuvent s'y joindre également ; il est plus rare de voir en même temps d'autres variétés d'ulcères.

Marche et terminaisons. — Cette maladie a une certaine tendance à passer à l'état chronique ; elle peut également s'exaspérer de temps en temps et offrir alors les complications dont nous venons de parler. Enfin, il n'est pas rare de la voir laisser, comme traces de son existence, un nuage opalin qui, couvrant toute la surface de la cornée, est un obstacle indélébile aux fonctions de la rétine.

B. *Ulcères à facette.* — Ils consistent dans de petites surfaces planes, arrondies, transparentes, le plus souvent multiples, semblables, en général, pour l'aspect et l'étendue. Quelquefois, cependant, plusieurs de ces ulcérations se réunissent pour donner naissance à une large ulcération superficielle dont la forme et la grandeur varient comme le nombre des petites facettes qui se sont confondues.

Causes. — Les ulcérations à facettes apparaissent d'ordinaire, sans cause appréciable, à toutes les époques de la vie, mais surtout chez l'adulte ; quelquefois elles sont précédées de conjonctivite catarrhale ou purulente.

Inspection. — Ces ulcérations, analogues jusqu'à un certain point aux facettes normales des yeux d'insectes, n'altèrent en aucune façon la transparence du tissu de la cornée; elles n'ont, à proprement parler, ni fond, ni bord; il semble qu'un instrument tranchant ait fait disparaître la convexité de la cornée pour laisser à la place une série de petites surfaces planes qu'il faut regarder de côté pour les bien apercevoir. Je n'ai pas observé jusqu'ici de vaisseaux sur la cornée.

Symptômes. — Ces ulcères offrent des symptômes très divers, et qui tiennent bien plutôt aux complications qui surviennent qu'à leur nature. Ainsi, à une certaine époque, ils sont très douloureux, donnent lieu à une sensation de brûlure, déterminent du larmoiement et de la photophobie; plus tard, et sans que rien paraisse changé dans leur état physique, ils n'offrent plus aucun de ces phénomènes.

Complications. — Le propre des ulcérations à facettes est donc de se compliquer fréquemment, à leur début, de cyclite et de photophobie.

Marche et terminaisons. — Leur marche est, en général, assez rapide, ils ont peu de tendance à passer à l'état chronique.

La cicatrisation de ces petits ulcères n'entraîne pas toujours l'opacité de la cornée, comme on pourrait peut-être le supposer. Les petites facettes se comblent peu à peu; quelquefois elles restent ce qu'elles étaient, matériellement parlant, néanmoins elle sont guéries, et la transparence de la cornée est conservée.

C. *Ulcères cupuliformes.* — Ils sont caractérisés par de petites excavations en forme de cupule, dont la profondeur varie sensiblement.

Causes. — Elles ne sont pas très bien connues; puisque cette variété de kératite ulcéreuse se rencontre journellement dans les conditions les plus opposées d'âge, de tempérament, etc. L'on prétend que cet ulcère résulte de la rupture d'une vésicule, mais il n'est pas toujours possible de vérifier cette origine.

Inspection. — Vue de face ou de côté, la *cupule ulcéreuse* a l'air d'une perte de substance faite avec un emporte-pièce. Ses bords sont taillés à pic, mais non renversés en dehors; son fond, en général régulier, est d'une transparence parfaite. Il n'y a qu'une simple ulcération comme il peut s'en rencontrer plusieurs sur le même œil. Au début, ou à une époque encore peu éloignée du développement, il n'existe aucune trace de vaisseaux au voisinage de l'ulcère, mais plus tard il peut s'en former. A la circonférence de la cornée existe le cercle radié sclérotical, qui n'a point une étendue limitée à la lésion de la cornée.

Symptômes. — Un larmoiement très abondant et une photophobie intense sont les symptômes ordinaires de cette forme de kératite. Des douleurs circumorbitaires se développent également. Nous avons remarqué que l'intensité des symptômes n'était pas toujours en rapport avec le nombre d'ulcères, et qu'un seul pouvait produire tout autant de désordres fonctionnels que plusieurs.

Complications. — Le cercle radié et la photophobie sont moins des complications que des symptômes propres à la maladie, puisqu'ils l'accompagnent constamment. Outre les lésions qui peuvent exister du côté de la conjonctive, les ulcérations cupuliformes peuvent se compliquer d'autres lésions de la cornée, kératite vasculaire, éruptive, plastique, etc., comme aussi il peut exister en même temps d'autres variétés d'ulcérations.

Marche et terminaisons. — Au bout de quelque temps, surtout si l'on a mis en usage un traitement convenable, tous les symptômes cessent; il n'y a plus de larmoiement, plus de sensibilité de l'œil à l'impression de la lumière, plus de cercle radié, etc., et cependant l'excavation de la cornée existe toujours; quelquefois cependant elle paraît moins profonde, ou parce que le fond s'est un peu comblé, ou parce que les bords se sont affaissés. Dans cet état, le malade se considère comme guéri, malgré la perte de substance de la cornée, qui ne se répare pas toujours, même à la longue. Quoi qu'il en soit, la place qu'occupait l'ulcère reste encore propre à la vision, parce que la cicatrice qui s'est formée est habituellement transparente.

Mais il n'en est pas toujours ainsi, et l'ulcère cupuliforme, qui par lui-même a déjà une certaine profondeur, peut faire encore de nouveaux progrès, détruire les lames les plus profondes de la cornée, donner lieu à un kératocèle ou à une perforation avec toutes ses conséquences. Il est rare que la cicatrice qui se forme, dans cet état de choses, reste diaphane.

2. A. *Ulcères semi-lunaires.* — Leur forme est arrondie en quart de cercle, et quelquefois ils offrent une étendue plus grande.

Causes. — Il n'est pas rare de voir cette variété d'ulcération débuter d'emblée; mais, dans quelques cas, elle est produite par l'ophthalmie purulente.

Inspection. — L'on rencontre à la circonférence de la cornée, beaucoup plus rarement à son centre, une perte de substance semi-lunaire, dont la convexité regarde la sclérotique, et la concavité le milieu de la cornée; sa lèvre externe ou scléroticale est perpendiculaire et comme taillée à pic; sa lèvre interne ou cornéale n'existe pas; elle est remplacée par une destruction des lames de la cornée, faite en quelque sorte en dédolant à partir de la grande circonférence de l'ulcère. L'expression d'*ulcère en coup d'ongle*, employée par M. Velpeau, est donc parfaitement exacte. Le fond de cette ulcération, ainsi que ses bords, n'ont pas une transparence parfaite et offrent un nuage opalin. Il existe rarement sur le même malade deux ulcérations demi-lunaires. Ces ulcérations ne s'accompagnent pas au début de vascularisation de la cornée; mais plus tard de petits vaisseaux avoisinent sa périphérie et gagnent même l'excavation ulcéreuse. Pour reconnaître l'ulcération, il ne suffit pas toujours d'une simple inspection de l'œil, il faut prendre soin, s'il existe un chémosis, de relever avec un stylet le bourrelet muqueux, pour voir si la lésion n'est pas cachée par lui, comme cela a lieu fort souvent.

Symptômes. — La douleur périorbitaire, le larmoiement, une impression pénible de l'œil à la lumière, accompagnent quelquefois l'ulcération semi-lunaire.

Complications. — La kératite plastique, diverses formes de kératite ulcéreuse, la conjonctivite catarrhale ou purulente, l'inflammation du cercle ciliaire, coexistent fréquemment avec cette variété d'ulcération de la cornée.

Marche et terminaisons. — L'ulcère semi-lunaire paraît, dans quelques cas, rester stationnaire et parcourir ses différentes phases sans gagner en profondeur ni en surface. Mais il n'est pas rare non plus de le voir creuser de plus en plus, perforer la cornée, sans avoir augmenté néanmoins en étendue; d'autres fois il n'augmente pas en profondeur, mais

lfait des progrès en s'allongeant à ses extrémités; de sorte qu'il envahit successivement et en peu de temps toute la circonférence de la cornée. Alors cette membrane s'infiltre de substance plastique, se détache, et l'œil se vide.

B. *Ulcères vasculaires.* — Ils sont consécutifs à des lésions diverses spécialement caractérisées par la présence d'un grand nombre de vaisseaux.

Causes. — Lorsque la pustule de la kératite éruptive, la papule de la kératite en fusée viennent à s'ouvrir à l'extérieur, elles sont l'origine de ces ulcérations. Néanmoins il n'est pas très rare de voir une ulcération vasculaire naître *primitivement* avec des caractères bien tranchés. C'est surtout dans le jeune âge que les ulcérations vasculaires sont fréquentes.

Inspection. — On en rencontre souvent plusieurs sur le même œil, et les deux yeux peuvent en être affectés en même temps. La forme de l'ulcération n'a rien de fixe; elle peut être arrondie, ovalaire ou tout-à-fait irrégulière. Son fond est d'un rouge livide, sa circonférence offre une bordure de petits vaisseaux quelquefois distincts à la loupe, mais qui peuvent être aussi tellement serrés les uns contre les autres qu'ils simulent très bien une ecchymose.

Le développement des vaisseaux précède l'ulcération; mais l'ulcération paraît être à son tour apte à entretenir et à étendre même la tendance à la vascularisation. Ces vaisseaux, d'autant plus ténus qu'ils paraissent plus nombreux, peuvent exister sur deux plans; l'un superficiel, l'autre profond, selon qu'ils se sont développés dans la conjonctive cornéale ou dans le tissu propre de la cornée. La surface de l'ulcère peut être plane, convexe ou concave, d'après l'époque où on l'examine et l'état particulier de la lésion préexistante.

Symptômes. — Il est assurément fort difficile de distinguer dans tous les cas les symptômes qui appartiennent en propre à l'ulcération de ceux qui dépendent de la pustule ou de la papule qui l'ont précédée. Tantôt l'on voit cesser brusquement, avec l'apparition du travail ulcératif, la douleur, le larmoiement et

la photophobie préexistante; tantôt, au contraire, ces phénomènes ne se développent qu'à l'époque où l'ulcération se forme. Il n'est donc pas possible d'établir à cet égard quelque précision; nous ferons remarquer néanmoins qu'il y a des cas, dans la kératite en fusée, par exemple, où l'ouverture à l'extérieur de la papule est accompagnée d'une rémission notable dans les symptômes; tandis que, dans la kératite pustuleuse, les symptômes graves persistent, malgré l'ulcération qui s'est établie, pour ne cesser qu'à une époque plus éloignée et lorsque l'ulcère, convenablement modifié, est en voie de cicatrisation.

Les troubles de la vision sont en rapport avec le siége, l'étendue, le nombre des ulcérations.

Complications. — La complication la plus fréquente de l'ulcération vasculaire est une vascularisation très abondante qui recouvre toute la surface de la cornée, amène des troubles dans sa transparence et persiste ensuite indéfiniment, lorsque l'ulcère s'est détergé et cicatrisé. Les douleurs, le larmoiement, la photophobie, joints à l'existence du cercle radié sclérotical, se rencontrent aussi fréquemment dans cette variété de kératite.

Marche et terminaisons. — La marche de l'ulcère vasculaire est très variable; il lui suffit quelquefois de plusieurs jours pour paraître et disparaître, tandis que d'autres fois il dure des mois entiers sans changer d'aspect. Dans les cas les plus heureux, l'on voit la surface ulcérée se creuser de plus en plus, jusqu'à ce qu'elle ait atteint le tissu sain de la cornée; en se débarrassant de la tumeur pustuleuse ou papuleuse qu'elle tend à éliminer, puis peu à peu les vaisseaux deviennent plus rares, et il se forme une cicatrice d'un gris foncé à laquelle pourtant viennent encore se rendre un ou deux gros vaisseaux qui disparaissent plus difficilement. L'ulcère peut détruire toute l'épaisseur de la cornée et amener sa perforation. Sa surface devient quelquefois saignante, surtout lorsqu'elle a été irritée par des frottements plus ou moins rudes ou cautérisée avec le nitrate d'argent. Enfin l'ulcération vasculaire, tout en marchant vers la cicatrisation, peut rester alimentée par un certain nombre de vaisseaux sanguins qui persistent même quelquefois après que le travail de réparation est accompli.

Traitement. — La cause productrice de l'ulcération vasculaire devra être attaquée par des moyens appropriés. Ainsi, s'il s'agit d'une pustule, d'une papule, l'on aura recours au traitement que nous avons préconisés pour ces différents cas. Si l'ulcération avait débuté d'emblée par être vasculaire, son traitement rentrerait alors dans le traitement de la kératite ulcéreuse.

Règle générale, il ne faut pas trop se préoccuper, dans le traitement de la kératite ulcéreuse vasculaire, des vaisseaux plus ou moins nombreux qui se rendent à l'ulcère. Ceux-ci, en effet, ne sont en réalité que secondaires dans l'état pathologique, et ils disparaissent habituellement avec l'ulcération.

C. *Ulcères pulpeux.* — La perte de substance de la cornée est remplacée, en quelque sorte, par un détritus d'un blanc grisâtre.

Causes. — L'ulcération peut offrir l'état pulpeux à son origine, comme elle peut ne le revêtir que plus tard. Ainsi un ulcère de la cornée d'une étendue, d'une forme et d'une profondeur variables, commencera avec cette physionomie qu'il conservera par la suite ; une autre aura été primitivement transparent en offrant, je suppose, la forme de cupule, puis, par les progrès du mal, bientôt une sécrétion de substance plastique ou puriforme se sera établie, et la maladie aura ainsi changé de nature. Il suffit quelquefois de toucher légèrement avec le nitrate d'argent une ulcération transparente pour lui faire prendre les caractères assignés par nous à l'ulcère pulpeux. L'onyx ou l'abcès de la cornée, résultat d'une kératite plastique ou purulente, la kératite séreuse elle-même, en amenant l'ulcération de la cornée, laissent ensuite après elles une véritable ulcération pulpeuse. Il est également assez commun de rencontrer des pustules volumineuses enflammant le tissu sur lequel elles sont nées et produisant une infiltration plastique qui persiste après l'ouverture de la pustule et change ainsi l'aspect de la maladie première. L'ulcère pulpeux de la cornée est donc, pour nous, plutôt un état consécutif à diverses maladies qu'une lésion primitive et indépendante ; nous ajouterons qu'une ulcération transparente qui devient pulpeuse ressemble assez à un ulcère simple de la jambe, par exemple, qui revêt les caractères d'ulcère inflammatoire, ou bien encore à une plaie atteinte de pourriture d'hôpital.

Inspection. — L'ulcère pulpeux a, en général, une certaine profondeur qui varie avec l'époque où on l'examine ; pourtant il est rarement superficiel, et il occupe au moins la moitié de l'épaisseur de la cornée. Sa forme n'a rien de fixe ; il en est de même de son étendue. L'ulcère, tapissé d'une espèce de détritus pulpeux d'un blanc grisâtre, peut être accompagné d'une transparence parfaite de la portion de cornée qui lui est contiguë ; mais il arrive aussi quelquefois qu'une substance analogue à celle qui recouvre l'ulcération s'est infiltrée entre les lames de la cornée et a fait perdre à cette membrane sa transparence ; il est plus fréquent de rencontrer sur le même malade un seul ulcère pulpeux que plusieurs. Soit au centre, soit à la périphérie de l'ulcération, il n'y a aucune trace d'injection dans les cas ordinaires.

Symptômes. — Le trouble de la vision est naturellement en rapport avec le siège et la grandeur de l'ulcération, avec la transparence ou l'opacité de la portion de cornée qui l'environne. La douleur est en général peu prononcée, le larmoiement et la photophobie à peu près nuls. Il n'est pas rare de rencontrer des sujets ouvrant les yeux très facilement au grand jour, quelle que soit la période de la maladie où on les examine.

Complications. — La conjonctivite catarrhale ou purulente, l'iritis, le kératocèle, la perforation de la cornée, la hernie de l'iris, la destruction de la chambre antérieure, l'hypopion, sont les complications les plus fréquentes de l'ulcération pulpeuse.

Marche et terminaisons. — Les deux extrêmes se rencontrent dans la marche de l'ulcère qui nous occupe : ou il reste longtemps stationnaire, ou il fait de rapides progrès en quelques jours. Cette dernière forme, plus grave en apparence, l'est pourtant beaucoup moins en réalité ; car si elle compromet davantage la continuité de la cornée qu'elle perfore habituellement, elle entraîne moins de désordres dans les parties environnantes. Quoi qu'il en soit, l'ulcération pulpeuse tôt ou tard est fréquemment suivie de perforation ; mais aussi, une fois celle-ci accomplie, le mal s'arrête vite, et la cicatrisation marche ensuite rapidement. Un leucoma, d'une étendue proportionnelle à la grandeur de l'ulcère, le remplace.

Traitement. — Nous envisagerons la thérapeutique des ulcères de la cornée d'une manière collective pour éviter des redites par trop fréquentes.

1° *Guérison spontanée.* — Il faut d'abord convenir d'une chose, c'est que toutes les ulcérations de la cornée n'offrent point une égale gravité, et que, s'il en est quelques-unes qui compromettent presque indubitablement l'intégrité de l'organe, il y en a d'autres qui marchent d'elles-mêmes vers la guérison ; les ulcères à facettes et quelques ulcères cupuliformes sont de ce nombre.

2° *Antiphlogistiques.* — On se tromperait étrangement si, considérant les ulcères de la cornée comme le résultat de phlegmasies de cette membrane, on leur appliquait un traitement antiphlogistique ; le peu d'avantages que l'on en obtiendrait forcerait bientôt d'avoir recours à d'autres moyens. Les saignées et les sangsues ne sont indiquées, en effet, que pour combattre les complications, lorsqu'il s'en rencontre qui nécessitent l'emploi de ces moyens.

2° *Révulsifs.* — La méthode révulsive est ici d'un secours fort secondaire. Sans doute, il n'est pas mauvais de faire prendre de temps en temps au malade quelques purgatifs salins, mais il est rare que l'on retire de grands avantages de l'emploi des vésicatoires. La salivation, que nous considérons comme une véritable révulsion buccale, n'est guère efficace que dans une variété de kératite ulcéreuse, l'ulcère pulpeux.

3° *Excision des vaisseaux.* — Quelques chirurgiens ont conseillé d'exciser les vaisseaux qui aboutissent aux ulcérations vasculaires, croyant de la sorte couper le mal dans sa racine ; mais, en considérant que ces vaisseaux, développés depuis peu de temps, sont plutôt entretenus par la maladie de la cornée qu'ils ne l'entretiennent eux-mêmes, comme le prouve leur prompte disparition dès que l'ulcération est cicatrisée, on ne voit pas les avantages inhérents à une pareille méthode. Ajoutons encore que cette excision n'est pas toujours aisée à pratiquer, attendu que les vaisseaux sont souvent limités à la cornée, dont la muqueuse est d'une ténuité extrême, et qu'ils ne se continuent pas toujours avec ceux de la conjonctive scléroticale. Lorsque les vaisseaux siègent dans le tissu même de la cornée et qu'ils se terminent dans ceux de la sclérotique, il faut encore moins songer à leur excision.

4° *Cautérisation.* — Dans le but de modifier la vitalité des ulcères, on a conseillé de cautériser leur surface avec le crayon de nitrate d'argent, et il est encore aujourd'hui des praticiens qui suivent cette méthode préconisée par Scarpa. Nous avons vu employer assez souvent, et nous avons pratiqué nous-même la cautérisation, mais nous avons fini par nous convaincre que ce mode de traitement avait plus d'inconvénients qu'il n'offrait d'avantages. Sans doute, l'on guérit par ce moyen quelques ulcérations plus ou moins rebelles ; mais, si l'on réfléchit qu'il faut parfois avoir recours à plusieurs reprises au caustique, que chaque eschare qui résulte de son application creuse de plus en plus l'ulcère et peut amener la perforation de la cornée ; si l'on tient compte ensuite de l'étendue plus grande de la cicatrice consécutive sur une membrane dont la transparence est tout pour remplir ses fonctions, on décidera avec nous que la cautérisation des ulcérations de la cornée doit être de plus en plus restreinte.

5° *Collyres.* — Les collyres sont les agents thérapeutiques qui réussissent le mieux dans les diverses formes de kératites ulcéreuses, et cela tient sans doute à ce que l'on applique le remède directement sur la surface malade. Cependant il faut établir des distinctions parmi les différents collyres généralement usités. Ainsi nous commençons par proscrire les collyres émollients comme insuffisants, nous rejetons également le collyre au sous-acétate de plomb, parce qu'il laisse déposer à la surface de l'ulcère des parcelles métalliques qui s'y incrustent en produisant ainsi une nouvelle maladie de la cornée, plus difficile à guérir que la première. Les solutions plus ou moins concentrées de sulfate de zinc, de cuivre, de nitrate d'argent, à la dose de 10, 15, 20, 25 ou 30 centigr. pour 30 grammes d'eau, n'ont pas cet inconvénient, et il y a un certain nombre de cas dans lesquels leur efficacité n'est pas douteuse. Les insufflations de poudre de calomel, de tutie, ont également réussi entre les mains de quelques chirurgiens. Cependant nous avons depuis plusieurs années adopté dans notre pratique un collyre nouveau dont l'efficacité est encore plus générale que celle d'aucun des précédents : nous voulons parler d'une solution de sel marin dans les proportions variables de 4 à 10 gram. pour 30 gram. d'eau que l'on instille dans l'œil trois fois par jour. La douleur que détermine le chlorure de sodium est sur l'instant très vive et plus insupportable encore que celle produite par le nitrate d'argent à dose ordinaire ; mais, par compensation, elle dure bien moins de temps. Non-seulement j'ai guéri par ce moyen un grand nombre d'ulcérations diverses de la cornée, mais j'ai réussi également là où le nitrate d'argent, le sulfate de zinc, le sublimé, etc., avaient échoué. Des essais comparatifs m'ont d'ailleurs mis à même de juger la valeur du chlorure de sodium, et je n'hésite pas à dire que sa supériorité sur les substances employées jusqu'aujourd'hui me paraît définitivement établie dans tous les cas de kératites ulcéreuses.

§ VII. KÉRATITE SÉREUSE. — C'est l'inflammation de la membrane qui tapisse la face postérieure de la cornée ; elle constitue l'hypopion vrai des auteurs. (Wardrop.)

Causes. — Toutes les lésions traumatiques de la cornée peuvent être suivies d'une inflammation de la séreuse post-cornéale ; cependant cette inflammation survient plus souvent lorsque toute la cornée a été intéressée par la cause vulnérante. Le voisinage d'un abcès, d'un dépôt plastique, d'une pustule, qui tendent à se faire jour vers la chambre antérieure de l'œil, produit parfois la kératite séreuse. Mais cette maladie résulte bien plus fréquemment des progrès d'un ulcère qui, après avoir envahi progressivement toute l'épaisseur de la cornée, arrive directement sur la séreuse, l'enflamme et amène sa suppuration. J'ai vu également la cautérisation de l'ulcère, pratiquée dans le dessein d'arrêter ses progrès, produire une eschare trop profonde, et être suivie bientôt de kératite séreuse. Après l'opération de la cataracte par abaissement, le cristallin ou l'un de ses fragments peut passer dans la chambre antérieure, enflammer par sa présence la cornée et produire un abcès ; dans ce cas, le pus se mélange au cristallin et lui donne un aspect tout particulier. Enfin, il n'est pas rare de voir l'inflammation de la face postérieure de la cornée débuter en même temps qu'une kératite purulente ou plastique ; il semble alors que les différents éléments qui composent la cornée ont été envahis tous en même temps.

Inspection. — L'on aperçoit derrière la cornée, lorsqu'elle est restée transparente, un épanchement de pus situé dans la partie inférieure de la chambre antérieure de l'œil ; sa forme est semi-lunaire comme l'espace qu'il occupe ; sa coloration d'un blanc laiteux ; en regardant de côté, il est aisé de reconnaître que la cornée ne contient pas la matière purulente, et que celle-ci est en contact en arrière avec l'iris et en avant avec la séreuse post-cornéale ; au fur et à mesure que la sécrétion augmente, le pus s'élève de plus en plus, conservant toujours une sorte de niveau horizontal ; arrivé à l'ouverture pupillaire, il contracte des adhérences avec le petit cercle de l'iris, passe quelquefois dans la chambre postérieure, où il produit de nouveaux désordres ; ainsi, le mal faisant toujours des progrès, la chambre antérieure et la chambre postérieure peuvent être occupées en totalité par le produit nouveau.

La matière purulente est ordinairement fixe et ne se déplace pas par les mouvements de la tête ; quelquefois cependant, surtout au début, il n'est pas très rare de voir flotter libres quelques flocons de pus concret au milieu de l'humeur aqueuse de la chambre antérieure. J'ai également observé comme mélangée avec le pus une matière grise, noirâtre, analogue à un petit caillot sanguin, dont on ne connaissait pas toujours bien l'origine.

Symptômes. — L'œil est douloureux, surtout à la première période de la maladie ; il est le siége d'un sentiment de pression, de distension, qui s'irradie dans les différentes branches de la cinquième paire. Le globe lui-même ne semble pourtant pas plus dur à la pression, la cornée n'est pas plus saillante, le pus n'occupant que la place de l'humeur aqueuse résorbée. Il n'existe pas de photophobie, les mouvements de l'iris sont en général lents et incomplets, même en l'absence d'iritis. La pupille est souvent irrégulière, et la capsule cristalline antérieure, pour peu que l'hypopion augmente, ne tarde pas à perdre peu à peu de sa transparence, à contracter des adhérences avec l'uvée, etc. Au milieu de ces désordres, la vision reste subordonnée au niveau qu'occupe l'épanchement, à la grandeur de la pupille, à la transparence de la capsule cristalline.

Complications. — Les kératites purulente, plastique, éruptive, ulcéreuse, peuvent exister en même temps que la kératite séreuse, et y joindre leurs symptômes. L'hypopion peut être compliqué également de conjonctivite catarrhale ou purulente, d'iritis, de périphakite, de cyclite, de fistule de la cornée, de prolapsus de l'iris ; il peut se rencontrer alors, comme conséquence, des douleurs beaucoup plus vives et plus étendues, un larmoiement abondant, une photophobie opiniâtre.

Marche et terminaisons. — Ordinairement le pus contenu dans la chambre antérieure n'y séjourne pas très longtemps : ou bien il est résorbé, ou il produit des accidents divers. La résorption, surtout lorsqu'elle est favorisée par des moyens appropriés, ne se fait, en général, pas attendre longtemps lorque l'épanchement n'occupe que le tiers inférieur de la chambre antérieure de l'œil ; elle est beaucoup plus longue au contraire, même d'une manière relative, lorsque le pus occupe les trois quarts ou la totalité de l'espace compris entre l'iris et la cornée. Le pus contracte alors des adhérences au bord pupillaire, à l'iris, à la capsule antérieure, et il ne disparaît ensuite que fort lentement, quand il disparaît. La séreuse cornéale, une fois l'hypopion dissipé, recouvre difficilement toute sa transparence première, elle reste toujours un peu terne, opaline, et est ainsi une cause d'obstacle à la vision.

Mais la kératite séreuse ne se termine pas toujours aussi heureusement. La présence du pus qui baigne la cornée l'irrite, l'enflamme, amène sa suppuration, son ramollissement,

et une large trouée se forme pour donner issue au pus ; ce qui reste de la cornée se répare ensuite, se cicatrise, mais un large leucoma s'ensuit, l'iris est venu s'engager dans l'ouverture cornéale ; il n'y a plus de chambre antérieure, plus de pupille ; l'œil est perdu à tout jamais. Fort heureusement il n'en est pas toujours de la sorte ; l'ulcération de la cornée se fait quelquefois à sa partie inférieure ; elle peut être peu étendue, ne pas compromettre la transparence des portions voisines, s'oblitérer bientôt, et si l'iris est venu faire hernie par l'ouverture accidentelle, il peut n'avoir contracté que de faibles adhérences qui céderont bientôt à la reproduction d'une nouvelle quantité d'humeur aqueuse.

Traitement. — Il faut combattre d'abord l'inflammation par des antiphlogistiques généraux et locaux, faire prendre du calomel additionné d'opium jusqu'à l'établissement de la salivation ; plus tard, administrer, de trois jours l'un, des purgatifs. Des vésicatoires, ou même un séton à la nuque, pourront aussi être indiqués dans quelques cas. Dès le début de la kératite séreuse, il faut faire faire aux environs de l'orbite des frictions avec l'extrait de belladone, dans le but de dilater la pupille, de s'opposer à son oblitération, si elle contractait quelque adhérence anormale, et afin aussi d'éviter autant que possible la hernie de l'iris, s'il survenait une perforation de la cornée. Mais, à supposer que, nonobstant l'emploi de ces moyens, l'hypopion persiste, est-il bon de recourir à la paracentèse de l'œil en donnant une issue au pus par une incision faite à la cornée ? Cette méthode de traitement nous paraît mauvaise. En effet, l'absorption, suffisamment activée par le chirurgien, peut suffire à faire disparaître l'épanchement, et puis l'incision elle-même de la cornée ne permet guère d'évacuer un pus devenu concret et adhérent. C'est donc une opération pratiquée en pure perte et qui fait au malade plus de mal que de bien, comme cela résulte de mes observations.

IIe Section. — DES KÉRATITES CHRONIQUES.

Kératites chroniques. — Les maladies chroniques de la cornée n'ont été jusqu'aujourd'hui étudiées que d'une manière fort incomplète, à quelques exceptions près sur lesquelles plusieurs auteurs se sont particulièrement appesantis. Deux difficultés principales en sont cause. — En passant à l'état chronique, et elles peuvent presque toutes plus ou moins revêtir cette forme, les diverses espèces de kératites aiguës tendent incessamment vers un type en quelque sorte commun ; alors les caractères différentiels s'effacent de plus en plus ou disparaissent même complètement. — Les affections de la cornée à l'état chronique sont rarement aussi simples qu'à l'état aigu, d'où des difficultés pour l'examen de l'œil et pour la description des lésions qui existent. Ajoutons à cela qu'il n'est pas toujours facile de reconnaître les limites de l'état aigu et de l'état chronique dans les kératopathies. Telle kératite sera évidemment aiguë par la forme, tandis que sa marche sera cependant chronique; ou bien telle autre, essentiellement chronique pour la forme et pour la marche, sera néanmoins compliquée, de temps en temps, d'une inflammation intercurrente qui viendra changer à peu près complètement l'aspect primitif de l'état pathologique.

Voilà, en abrégé, les difficultés capables d'embarrasser un classificateur, quelque précis et méthodique d'ailleurs qu'il s'efforce d'être, en restant dans les limites de l'exactitude. — Aussi avons-nous bientôt reconnu ces difficultés, et, en limitant à trois espèces seulement les kératites chroniques, n'avons-nous pas eu la prétention d'indiquer toutes les nuances, ni même de décrire toutes les variétés d'affections chroniques de la cornée que le praticien pourra journellement rencontrer.

§ I. KÉRATITE PLASTIQUE. — On la reconnaît à une teinte opaline générale ou partielle de la cornée existant depuis longtemps.

Causes.—Cette maladie peut se rencontrer à toutes les époques de la vie, mais elle est incontestablement plus fréquente dans le jeune âge. Elle se montre fréquemment chez les femmes mal menstruées; quelquefois elle débute primitivement, d'autres fois elle ne se développe que consécutivement à d'autres inflammations de l'œil ; souvent elle revêt tout d'abord la forme chronique, mais il n'est pas rare non plus de la voir produite par une kératite aiguë. D'une manière générale, on peut dire que la kératite plastique chronique a une origine fort obscure.

Inspection. — La cornée a perdu sa transparence soit en totalité, soit en partie; le plus ordinairement son centre est envahi avant sa circonférence par une opacité siégeant entre ses lames; sa coloration est d'un blanc opalin, quelquefois grisâtre, d'autres fois comme noirâtre. A un degré moins avancé, la transparence de la cornée n'est pas complètement abolie, il semble seulement qu'un léger nuage demi-transparent l'obscurcisse; on peut souvent comparer ce nuage à de l'eau teinte à peine par la dissolution du savon. La suffusion plastique est alors presque générale. — Il y a une autre forme de la maladie dans laquelle les dépôts opalins sont disséminés à quelque distance les uns des autres et séparés par des portions à peu près saines de la cornée. Rarement on observe la déformation du globe oculaire ; cependant il peut arriver qu'à la longue, et par les progrès du mal, la cornée se ramollisse plus ou moins et présente une légère conicité. — Quoi qu'il en soit, cette opacité se manifeste à ces différents degrés, sans se compliquer d'une vascularisation appréciable.

Symptômes. — Les symptômes dépendent entièrement de la gêne que l'opacité de la cornée apporte à la vision, et comme le plus fréquemment la pupille se trouve masquée par les dépôts opalins de la cornée, la vue est diminuée ou tout-à-fait perdue. Il est rare que le malade accuse de bien vives douleurs dans l'œil malade, et ordinairement il n'y a ni larmoiement ni photophobie.

Marche et terminaisons. —La kératite plastique chronique a une tendance très grande à se porter d'un œil sur l'autre pour revenir quelquefois ensuite au premier. Sa durée n'a pas de limites même approximatives, elle peut se prolonger en quelque sorte indéfiniment sans pour cela changer sensiblement de caractères. — J'ajouterai qu'il est bien rare que l'on puisse espérer une guérison parfaite, car le plus souvent, ou il reste sur la cornée des stygmates indélébiles, ou même l'opacité persiste telle qu'elle était à son début; cependant l'opacité peut diminuer sensiblement et ne laisser qu'un léger nuage de la cornée, d'autant moins susceptible de résorption que le sujet sera plus avancé en âge. — Il y a des cas dans lesquels la matière épanchée tend à se faire jour au dehors en produisant une perte de substance ; l'ulcération qui en résulte devint alors plus promptement curable par les moyens que nous avons indiqués plus haut.

Complications. —La kératite plastique chronique est fréquemment entravée dans sa marche par les complications qu'elle fait naître. La kératite aiguë sous ses différentes formes, la conjonctivite, l'injection radiée péricornéale, etc., se rencontrent en effet assez souvent et, s'ajoutant à la maladie première, elles font naturellement varier sa symptomatologie.

Traitement.—Il faut favoriser la résorption du produit épanché; une médication altérante et résolutive est donc indiquée. Nous renvoyons pour plus de détails au traitement de la kératite vasculaire chronique interstitielle.

§ II. KÉRATITE VASCULAIRE. — Nous en distinguons deux espèces : l'une, superficielle, développée dans la conjonctive cornéale ; l'autre, plus profonde, ayant pour siège les lames de la cornée.

Kératite vasculaire conjonctivale. — Elle se reconnaît à la présence de vaisseaux plus ou moins nombreux, qui rampent à la surface de la cornée, sans avoir de tendance à disparaître.

Causes. — Se rencontrant à toutes les époques de la vie, et aussi bien chez les hommes que chez les femmes, elle reconnaît elle-même pour origine toutes les causes qui peuvent produire des conjonctivites, des kératites, etc. Et souvent, en effet, une phlegmasie, soit aiguë, soit chronique, de la conjonctive et de la cornée peut amener la vascularisation de la muqueuse cornéale. Ainsi, la conjonctivite scléroticale se prolonge-t-elle pendant quelque temps, on peut voir les vaisseaux qui avoisinent la circonférence de la cornée empiéter peu à peu sur cette membrane, et finir souvent par gagner sa partie centrale. Existe-t-il, au contraire, un ulcère de la cornée, il n'est pas rare également de constater, après quelque temps, à son pourtour, les rudiments d'une vascularisation superficielle qui peuvent s'étendre dû centre à la circonférence de la cornée, et persister ensuite fort longtemps. De plus, nous avons émis déjà l'opinion que la kératite vasculaire conjonctivale pouvait être déterminée par un engorgement inflammatoire du cercle ciliaire, ayant pour conséquence d'entraver la circulation sanguine de l'iris, et d'amener par suite une dilatation exagérée des petites artérioles du système ciliaire, qui naissent avant le cercle ciliaire pour se rendre à la partie antérieure et superficielle de la sclérotique et venir se perdre dans la cornée. Les corps étrangers restés implantés pendant un temps notable dans la cornée, mais surtout le frottement de granulations palpébrales, produisent habituellement la vascularisation de la conjonctive cornéale; les granulations qui siégent dans le sillon oculo-palpébral, ou sur la conjonctive oculaire, n'ont pas ce résultat. J'ai d'ailleurs observé, mais seulement à titre de faits exceptionnels, des sujets dont les muqueuses palpébrales étaient farcies de granulations depuis longtemps, et qui néanmoins n'étaient nullement affectés de kératite vasculaire. Les personnes placées habituellement devant le feu des forges, des fourneaux, etc., ou bien encore exposées à des courants d'air froid, y sont plus prédisposées que les autres. Enfin, nous ajouterons qu'un malade affecté de kératite vasculaire aiguë est, par ce fait seul, très exposé à avoir une kératite vasculaire chronique. Il sera aussi bien plus aisément atteint d'une kératite vasculaire chronique si déjà il a contracté une première fois cette affection.

Inspection. — Dans l'état de simplicité de la maladie, la transparence de la cornée n'est obscurcie que par la présence des vaisseaux; sans eux elle conserverait à peu près sa diaphanéité normale. Cependant il n'en est pas toujours ainsi, et soit par le fait de quelque ulcération, soit par le dépôt de matière plastique, il existe souvent un obscurcissement partiel de cette membrane; dans ces cas, les vaisseaux vont ordinairement se rendre en plus grande quantité là où existe l'altération organique dont nous parlons. Il est assez commun également de trouver la cornée plus saillante, plus bombée que d'habitude, ce qui semble indiquer un ramollissement coexistant de son tissu. Alors la chambre antérieure paraît naturellement plus profonde, et l'iris plus éloigné de la face postérieure de la cornée. Les vaisseaux offrent à l'observateur des dispositions infiniment variées que nous allons essayer d'indiquer d'une manière générale. A. Ils se sont développés sur place, c'est-à-dire qu'ils sont nés sur la cornée même et ne se sont étendus que plus tard vers ceux de la sclérotique. B. Ils ne sont qu'un prolongement des vaisseaux de la muqueuse scléroticale, avec lesquels ils se continuent encore d'une manière directe; souvent il suffit d'un ou de deux vaisseaux ayant cette origine pour vasculariser à un haut degré toute la cornée; c'est qu'en effet en arrivant dans la conjonctive cornéale, le tronc primitif se divise dichotomiquement en une infinité de petites branches qui se répandent dans tous les sens. C. Ils naissent des vaisseaux ciliaires de la sclérotique, devenus assez superficiels au niveau de la cornée pour se prolonger pathologiquement sur sa surface.

Quoi qu'il en soit de ces modes différents de génération vasculaire, toujours est-il que ces vaisseaux sont communément situés de façon qu'il est possible de les déplacer à l'aide d'un stylet mousse. Il n'est pas exact de croire, avec Travers, que les vaisseaux sont toujours accompagnés d'une traînée opaline, puisque le plus fréquemment ils reposent sur un tissu parfaitement transparent. Rien de fixe n'est à noter par rapport à leur mode de distribution; ils décrivent des trajets fort différents en s'entrecroisant les uns les autres, comme aussi ils peuvent former des arcades plus ou moins régulières.

Symptômes. — La douleur existe habituellement en rapport avec l'état de la lésion; cependant la lumière est généralement assez bien supportée par les malades, et le larmoiement est à peu près nul. La vision est naturellement moins parfaite à cause de l'obstacle mécanique résultant de la présence des vaisseaux, et selon leur quantité elle peut être seulement diminuée ou tout-à-fait abolie. Je n'ai jamais rencontré de malades prétendant voir à tous les objets une teinte rougeâtre, comme quelques chirurgiens l'ont avancé un peu par théorie.

Complications. — Elles peuvent être nombreuses; la conjonctivite chronique est la plus fréquente, les différentes formes de kératite s'observent encore souvent. La cornée a perdu dans beaucoup de cas sa diaphanéité normale. Elle est le siége de dépôts plastiques anciens, de leucoma, suite d'ulcère; elle est recouverte par un ptérygion, etc., etc. Il existe des vaisseaux dans le tissu de la sclérotique, l'iris est affecté; voilà autant de complications à prévoir, et qui modifient la marche régulière de la kératite vasculaire chronique.

Marche et terminaisons. — Les vaisseaux anormalement développés ont désormais acquis droit de domicile sur la cornée, et si l'on ne fait rien pour les faire disparaître, ils persisteront en quelque sorte indéfiniment. L'œil doté d'un excès de vascularisation est plus prédisposé qu'un autre à contracter des inflammations nouvelles; aussi est-il très commun de voir se développer dans ces circonstances une conjonctivite suraiguë. La cornée était à peu près transparente aujourd'hui, demain on la trouve opaline, d'un gris cendré, comme dépolie; il sera survenu, en effet, subitement, et sous l'influence des moindres causes, une kératite aiguë. L'iritis se développe plus rarement; mais il y a une fâcheuse circonstance, c'est la tendance très grande que la kératite vasculaire chronique a à récidiver.

Traitement. — Les moyens généraux ne seront jamais négligés toutes les fois qu'il y a à remplir quelque indication spéciale; il pourra être ainsi successivement antiphlogistique, tonique, etc. Mais, dans tous les cas, on se trouvera bien d'administrer de temps en temps au malade des purgatifs; son régime, sans être trop sévère, devra être néanmoins surveillé avec quelque attention; mais tous ces moyens seraient par eux-mêmes fort insignifiants sans le traitement local, le seul réellement efficace.

1° S'il est démontré que la kératite vasculaire dépend d'une cause physique appréciable, il faudra, en premier lieu, chercher à la combattre, enlever un corps étranger, détruire des granulations, etc.

2° Les astringents en collyre sont très puissants, car ils atteignent directement la partie malade; mais il faut pour agir que ces collyres soient formulés à dose assez concentrée, autrement leur influence se fait à peine sentir. Ainsi le nitrate d'argent sera administré une ou deux fois en un jour à la dose de 5 grammes pour 30 grammes d'eau. La réaction assez vive qui se manifeste alors demande à être combattue par des compresses d'eau froide ou d'eau de pavots. On attend plusieurs jours, et quand l'action du médicament paraît épuisée, on renouvelle son application. J'ai employé plusieurs fois ce mode de traitement et je m'en suis bien trouvé. J'ai également eu recours, dans la kératite vasculaire chronique, à un collyre nouveau que je formule ainsi: teinture de cantharides, 15 gouttes; eau, 4 grammes; solution de gomme pour tenir en suspension, Q. S. — Les effets produits sont analogues à ceux du nitrate d'argent, mais ils paraissent encore plus marqués.

3° On peut également attaquer les vaisseaux par la cautérisation, soit en les touchant en masse, comme le faisait Sanson par sa cautérisation annulaire, soit en s'en prenant successivement à chaque vaisseau, comme le pratique habituellement M. A. Bérard. Cette manière de faire compte certainement beaucoup de succès; cependant elle n'est pas applicable dans tous les cas, car la cautérisation se pratique toujours en dehors de la cornée, et sur la sclérotique; or, des vaisseaux ne sont pas constamment assez superficiellement placés pour que le caustique puisse les toucher. Le caustique n'atteint d'ailleurs pas toujours le but que l'on désire, et tel vaisseau cautérisé reste parfaitement perméable au sang. Quoi qu'il en soit, ces cautérisations nous paraissent avoir dans tous les cas un résultat, celui de déterminer dans l'œil une réaction plus ou moins énergique, à l'instar des collyres concentrés, ce qui paraît en général favorable. Il y a des praticiens qui, s'exagérant sans doute l'influence des granulations sur la production des kératites vasculaires chroniques, se contentent pour traitement de toucher de temps en temps les paupières avec un crayon de nitrate d'argent ou de sulfate de cuivre, même lorsque l'état granuleux est limité au sillon oculo-palpébral; les malades peuvent assurément guérir par ce moyen; mais ces cautérisations ne nous paraissent pas agir autrement que le ferait un des collyres dont nous avons parlé.

4° L'excision des vaisseaux, que l'on pratique avec une pince à dents de souris et des ci-

seaux courbes, est moins usitée aujourd'hui qu'elle l'était autrefois; cependant nous avons pratiqué cette petite opération dans plusieurs cas, et elle nous a paru aussi efficace que la cautérisation; elle est plus expéditive et moins douloureuse. Il ne faut pas craindre d'enlever un lambeau même étendu de la conjonctive scléroticale, car la réaction qui survient est d'ordinaire à peu près nulle. Quelques révulsifs, des compresses d'eau froide souvent renouvelées sur l'œil, une diète lactée, suffisent pour prévenir les accidents. Il faut revenir habituellement plusieurs fois à l'excision, de manière à enlever tous les vaisseaux qui rampent à la périphérie de la cornée. Rien n'est plus simple que cette opération, et elle m'a jusqu'ici paru assez satisfaisante pour lui donner la préférence sur la cautérisation.

Kératite vasculaire interstitielle. — *Causes.* — Elle est rarement primitive; on la voit le plus souvent se développer à la suite d'une kératite plastique, soit aiguë, soit chronique; les causes les plus ordinaires sont donc celles de ces deux affections.

Inspection. — Au début, la vascularisation du tissu de la cornée est à peine sensible, car ou elle est peu étendue, ou elle se trouve masquée par les dépôts de lymphe plastique qui l'environnent; mais plus tard, et au fur et à mesure que ceux-ci sont résorbés, les vaisseaux deviennent plus évidents. Ils sont en général nombreux, très fins, et ils forment une sorte d'intrication peu susceptible de description. Ils paraissent exister souvent à l'état d'isolement et sans communication apparente avec le système ciliaire; mais il arrive fréquemment, après quelque temps, qu'ils s'abouchent par une ou plusieurs branches avec les artères ciliaires qui rampent dans la sclérotique, alors ils restent naturellement étrangers au système artériel de la conjonctive.

Symptômes. — Le trouble de la vision est habituellement plus grand que dans la kératite vasculaire conjonctivale, à cause des dépôts albumineux dont nous avons parlé; la douleur est en général peu intense, le larmoiement et la photophobie presque nuls; cependant s'il existait une injection radiée péricornéale, alors se rencontrerait l'horreur de la lumière.

Marche et terminaisons. — Cette maladie dure des années entières sans changer beaucoup d'aspect, quelquefois en faisant encore des progrès. Elle est donc de sa nature essentiellement stationnaire; et elle se continue en quelque sorte indéfiniment sans changer de type primitif. Il y a néanmoins dans sa marche quelques alternatives de mieux et de pis; ainsi l'opacité cornéenne est-elle en voie de résolution, il se développera bientôt après une nouvelle kératite plastique chronique qui fera perdre en peu de temps ce que le malade avait gagné après une longue attente. Dans les cas les plus heureux, l'épanchement se résorbe, les vaisseaux s'atrophient peu à peu, et la cornée recouvre une demi-transparence qui, pour avoir encore quelque chose de louche, n'en est pas moins précieuse pour le malade.

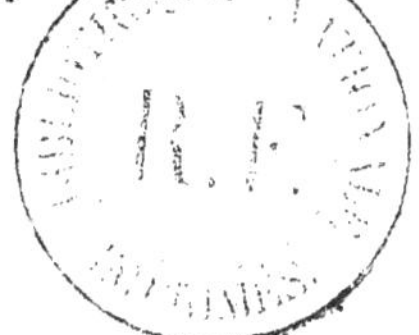

Complications. — La conjonctivite chronique, l'opacité complète ou partielle de la cornée, la vascularisation de la conjonctive cornéale, l'injection radiée, le kératite ulcéreuse, l'iritis peuvent également se rencontrer ici, mais cependant il est plus fréquent de voir cette maladie exister en l'absence de ces diverses complications.

Traitement. — Il ne faut guère songer à mettre en usage dans la kératite vasculaire interstitielle les moyens locaux que nous avons trouvés si efficaces dans la kératite vasculaire conjonctivale. Comment en effet pourrait-on atteindre les vaisseaux ? il faudrait intéresser le tissu de la cornée. Et encore si ces vaisseaux avaient un tronc, une origine quelconque, peut-être pourrait-on agir sur un point donné ? Mais non, ils se rencontrent disséminés sur une grande surface, et ils n'ont que de rares communications avec le système vasculaire de la sclérotique. Il faut donc s'abstenir de collyres astringents, de cautérisation, d'excision ; les moyens généraux seuls nous restent, et quel que soit leur peu d'efficacité, il n'en faut qu'insister davantage sur leur emploi, puisqu'ils constituent notre seule ressource. L'état lymphatique ou scrofuleux, la tendance à la chlorose, à l'aménorrhée ou à la dysménorrhée seront, par rapport à l'affection oculaire, avantageusement combattus par les moyens appropriés ; l'état pléthorique, traité par de petites saignées, répétées de temps en temps, rendra plus facile la résorption des plastiques, et hâtera ainsi l'atrophie vasculaire ; enfin il faudra de temps en temps aussi, dans le même but, administrer des purgatifs, soumettre le malade à un régime sévère, de plus entretenir un vésicatoire à la tempe ou derrière les oreilles ; quelquefois un séton à la nuque deviendra indispensable.

§ III. *Terminaisons générales des kératites.* En se plaçant à un point de vue général et en faisant abstraction des cas de destruction de la cornée, qui ne doivent pas nous occuper maintenant, il est permis de dire que toutes les kératites n'ont que deux modes distincts de terminaison : le retour à la transparence normale et l'opacité définitive de la cornée. Ce sont là, il est vrai, les termes ultimes de la maladie, et, avant d'arriver définitivement à l'un d'eux, celle-ci parcourt naturellement plus d'un point intermédiaire, elle offre souvent plus d'une complication ; mais, en dernière analyse, la cornée redevient diaphane ou reste plus ou moins opaque.

L'étude d'un grand nombre de kératites démontre que le rétablissement de la transparence de la membrane cornéale est plus fréquent, le traitement ayant été bien dirigé, que l'on aurait été tenté de l'espérer au premier abord ; ainsi, dans les kératites plastiques aiguës, il est commun de voir l'absorption de la matière épanchée s'opérer avec rapidité, surtout chez les jeunes sujets, à ce point qu'après trois semaines ou un mois il ne reste plus que quelques traces de la maladie. La même chose peut avoir lieu dans les kératites chroniques, mais il faut nécessairement beaucoup plus de temps pour arriver au même résultat. Une kératite vasculaire conjonctivale, par exemple, pourra, après quelques mois de traitement, être conduite à ce point que le malade se serve parfaitement de son œil et qu'il ne reste plus de traces de vaisseaux sur la cornée. Ce sont là, bien entendu, des cas heureux, et tous ne leur ressemblent pas ; mais il n'en est pas moins vrai qu'ils existent, et qu'il est bon de les signaler, ne fût-ce que pour engager le praticien à avoir foi en la thérapeutique.

Voilà le bon côté de notre sujet ; en voici le mauvais.

Les kératites peuvent se terminer, d'une manière générale, par :

1° Taie ;
2° Albugo ;
3° Leucoma ;
4° Kératocèle ;
5° Perforation ;
6° Fistule ;
7° Pannus.

La *taie* est la plus superficielle des opacités de la cornée ; elle existe dans le feuillet conjonctival de cette membrane ou immédiatement au-dessous de lui ; elle peut être partielle ou générale. Elle succède ordinairement à une kératite vasculaire conjonctivale, à une kératite éruptive, à des ulcérations pointillées. Même lorsqu'elle est placée en face de la pupille, elle n'abolit pas complètement la vision, seulement elle en diminue la netteté ; le malade croit voir sur les objets qu'il regarde une sorte de brouillard ou de nuage qui suit les mouvements de l'œil. En y faisant quelque attention, il sera facile de distinguer ce symptôme de celui que l'on désigne sous le nom de *mouches volantes.* Il est douteux que la taie de la cornée, même lorsqu'elle est centrale, soit capable de déterminer le strabisme. La taie de la cornée a une marche excessivement lente ; quand elle disparaît complètement, ce n'est jamais qu'après des mois ou des années, et encore reste-t-il presque toujours quelque léger stygmate, quelque point louche que l'on distingue plus facilement en examinant l'œil de côté. Les personnes adultes ou âgées gardent souvent leur taie dans le même état leur vie entière. Comme on le conçoit aisément, le traitement des nuages de la cornée ne saurait être très énergique. On conseille ordinairement de mettre en usage des collyres astringents et résolutifs, ceux au nitrate d'argent, au sulfate de zinc, de cuivre, d'alumine, au laudanum, etc. ; les insufflations dans l'œil d'une poudre à parties égales de calomel préparé à la vapeur et de sucre candi ou de tutie, etc. ; l'on peut encore, dans le même but, diriger sur l'œil quelques substances excitantes à l'état gazeux. Mais, il faut bien en convenir, l'action de tous ces moyens est bien lente à se manifester. Il est rationnel néanmoins de s'en tenir à leur usage tant que l'œil n'est pas autrement compromis, et à plus forte raison si la taie ne correspond pas au champ pupillaire.

Mais la taie peut être assez opaque pour gêner considérablement les fonctions visuelles et empêcher le malade de se livrer à ses travaux ordinaires; elle peut exister des deux côtés en même temps et être restée rebelle à tous les moyens que l'on emploie habituellement contre cette affection. La maladie est devenue plus grave, comme on le voit; aussi nous paraît-elle réclamer une thérapeutique plus active. Je l'ai tentée dans un cas particulier que voici : un homme d'une quarantaine d'années vint me consulter l'année dernière à la Pitié, ayant à peu près perdu l'œil droit, et étant affecté d'une taie assez opaque de l'œil gauche, occupant la presque totalité de la cornée. Cette taie paraissait aussi superficielle que possible; elle avait une épaisseur minime et ressemblait complètement à un lambeau d'épithélium, analogue à celui que l'on rencontre sur une cornée saine qui a macéré quelque temps dans l'alcool. A travers quelque portion moins obscurcie, je reconnus que le tissu même de la membrane cornéale avait sa transparence habituelle. Je me décidai alors à enlever une portion de cette pellicule dans le point le plus favorable pour l'exercice ultérieur de la vision. Je grattai donc en dédolant avec la lame d'un bistouri le sommet de la cornée, et je parvins bientôt, en y mettant quelque patience et un peu de ménagement, à détacher un petit lambeau que je saisis aussitôt avec des pinces et qui se détacha dans une certaine étendue. J'arrivai ainsi à en arracher plusieurs ayant l'épaisseur et l'aspect d'une *pelure d'ognon*. Le malade vit aussitôt plus distinctement par la *trouée* transparente que je lui avais ouverte. Je lui prescrivis un collyre astringent et quelques autres moyens propres à prévenir la réaction. Il ne survint aucun accident les jours suivants. Cet homme est revenu à la consultation de l'hôpital pendant deux ou trois mois pour continuer de se faire traiter; je l'ai donc revu, et puis affirmer que l'amélioration produite par mon opération a continué de se maintenir.

Notre pensée n'est pas cependant de conseiller l'*abrasion* de la cornée comme traitement de toutes les taies de cette membrane; non, car le remède courrait risque d'être pire que le mal. Nous avons voulu seulement, à propos d'une forme spéciale de la maladie, et qui n'est pas la moins grave, indiquer une méthode de traitement qui devra toujours rester exceptionnelle.

L'*albugo* est un dépôt de substance plastique ou de pus concret placé entre les lamelles de la cornée, et qui, après avoir résisté à la résorption, persiste en quelque sorte indéfiniment avec les mêmes caractères.—Il peut être simple ou compliqué d'autres altérations de l'œil, unique ou multiple, circonscrit ou général. Il est évident que cette diversité même de caractères que peut présenter l'albugo entraîne, pour l'exercice de la vision, des conséquences fort différentes. Les autres tissus étant sains, l'albugo périphérique peut laisser à peu près intactes les fonctions de l'œil, il n'est plus alors qu'une simple difformité. L'albugo central s'oppose forcément au passage des rayons lumineux qui arrivent en ligne droite, et ces rayons ne peuvent parvenir jusqu'à la rétine; les rayons obliques peuvent seuls pénétrer par les parties périphériques de la cornée restées diaphanes et traverser encore le trou pupillaire; mais la vision est alors diffuse, et avec le temps elle peut produire le strabisme. Enfin, lorsque l'albugo est général, il n'y a plus de vision possible.

—L'albugo est toujours le résultat d'une kératite plastique ou purulente, soit primitive, soit consécutive.

— Le traitement de l'albugo est en général de peu d'efficacité. Outre les moyens préconisés contre la taie, dans quelques cas l'on mettra en usage des cautérisations successives avec le crayon de nitrate d'argent. Si des vaisseaux allaient s'y rendre, il faudrait tâcher de les détruire de la manière que nous avons déjà indiquée. On pourrait également tenter quelques légères scarifications sur l'opacité, ainsi que cela paraît avoir réussi entre les mains de Démours. L'albugo très étendu est au-dessus des ressources de l'art et il n'y aurait qu'un seul traitement à employer, s'il était efficace : la *kératectomie* ou l'*abrasion de la cornée*; mais il paraît établi aujourd'hui que cette opération préconisée dans le siècle dernier, et que Pellier dit avoir pratiquée avec succès, n'est guère susceptible de réussir ici.

Lorsque l'albugo n'est que central, l'abrasion de la cornée est encore moins indiquée, par la raison qu'il nous reste deux autres moyens d'améliorer l'état du malade : par le strabisme que l'on produit en coupant l'un des muscles droits de l'œil; par l'opération de la pupille artificielle; cette dernière d'autant plus importante qu'elle est évidemment applicable dans un plus grand nombre de circonstances. La première de ces deux opérations n'est possible qu'à la condition qu'il existe une assez grande étendue de cornée diaphane, et de plus elle exige l'intégrité de l'ouverture pupillaire, tandis que la deuxième est encore applicable lorsqu'il y a moins de cornée restée transparente et quand l'ouverture pupillaire n'existe plus. En définitive, ce sont là des méthodes opératoires tendant au même but par des moyens différents, applicables toutes deux à l'occasion, et dont l'opportunité doit être laissée à la sagacité du chirurgien.

Le *leucoma* n'est autre chose qu'une cicatrice opaque. Les plaies de la cornée avec perte de substance, les ulcérations de cette membrane, ses fistules, en se cicatrisant, donnent donc naissance à cette variété d'opacité. Nous n'avons rien autre chose à en dire, car le leucoma a à peu près les mêmes caractères et entraîne les mêmes conséquences que l'albugo. En général, il y a pourtant entre ces deux lésions la différence que l'albugo peut laisser transparentes les lamelles de la cornée qui l'enveloppent en avant et en arrière, tandis que le leucoma n'est recouvert par rien en avant, et la portion de cornée qui est en arrière de lui, quand il en existe une, est assez souvent envahie par l'opacité.

Ce que nous avons dit d'ailleurs du traitement de l'albugo est encore applicable au leucoma, avec cette réserve que l'abrasion offre encore moins de chances de succès.

Le *kératocèle* est constitué par une perforation incomplète, avec procidence plus ou moins prononcée, à travers la perte de substance, de la portion restante de la cornée. Pour ce qui est de savoir si la partie de cornée qui a échappé à l'ulcération est uniquement formée par le feuillet séreux post-cornéal, il est assez difficile de le savoir au juste ; mais cela importe peu. Ce qu'il y a de positif, c'est que le feuillet de la cornée qui persiste dans le kératocèle est fort mince ; qu'il ne peut résister à la pression des tumeurs de l'œil, et qu'il fait hernie.

Le volume du kératocèle n'a rien de fixe comme son siége. On peut dire cependant que d'ordinaire la tumeur qui nous occupe est fort petite ; elle peut n'avoir que le volume d'une tête d'épingle. Sa diaphanéité parfaite fait qu'elle n'est guère perceptible qu'en examinant l'œil de côté.

De la définition même que nous avons donnée du kératocèle il semble résulter que la tumeur est peu susceptible de prendre un grand développement. Quelquefois cependant le kératocèle semble s'allonger et faire une plus grande saillie à travers l'ouverture de la cornée. Cette particularité s'explique par un autre mode de production du kératocèle que nous allons indiquer. Le kératocèle type, celui que nous avons eu surtout en vue jusqu'ici, précède la perforation ; mais il en est un autre qui est consécutif à cette lésion. Dans les cas où la perforation cornéale est peu étendue, il arrive, lorsqu'il n'existe pas de procidence de l'iris, que les bords de la solution de continuité de l'ouverture exhalent une sorte de lymphe plastique, propre à réparer la solution de continuité, et qui la rétablit en effet quelquefois ; mais si, avant que le travail ne soit tout-à-fait accompli, il survient quelques efforts un peu brusques de la part des muscles de l'œil, le rudiment de cicatrice, étant assez faible encore, cède peu à peu, et il survient un kératocèle d'une étendue proportionnelle à la quantité de lymphe épanchée.

Une fois produit, le kératocèle est susceptible de se comporter de plusieurs façons :

1° Lorsqu'il est d'un médiocre volume, il reste quelquefois plusieurs mois dans le même état sans augmenter ni diminuer.

2° Plus volumineux, il se rompt souvent brusquement et amène la perforation de la cornée avec toutes ses conséquences.

3° Par le fait même de son existence, et surtout par l'obstacle mécanique qu'il oppose à la cicatrisation de l'ulcère, il entretient une prédisposition fâcheuse à des accidents consécutifs.

4° Enfin il peut s'enflammer en même temps que la portion de cornée qui l'environne, être

recouvert de lymphe plastique et disparaître ensuite au milieu de la cicatrice qui vient réparer tous ces désordres. — Il est inutile d'insister maintenant pour faire comprendre qu'un malade affecté de kératocèle, malgré le bon état de ses fonctions visuelles, est loin d'être en voie de guérison. Il est en effet sous l'imminence d'une *perforation*, et l'on verra plus loin comment il faut se comporter en pareille occasion pour éviter des complications sérieuses.

Pour comprendre la valeur du traitement employé dans le kératocèle, il faut partir de ce fait que l'opacité de la cornée dans le point correspondant à la lésion ne saurait être évitée, qu'elle finira toujours par arriver à la longue, et qu'elle pourra être alors beaucoup plus étendue par suite des désordres successifs qui l'auront amenée. En traitant la maladie et en activant la production d'une cicatrice, le chirurgien n'a donc pour but que de prévenir ces désordres. Parmi les moyens qu'il convient d'employer pour faciliter la cicatrisation, il n'en est qu'un qui soit ici susceptible d'application : ce moyen est la *cautérisation*. En touchant légèrement avec un crayon de nitrate d'argent la tumeur, on l'enflamme ; l'inflammation s'étend rapidement au pourtour de l'ulcère, de la lymphe est secrétée, et l'ouverture tend à s'oblitérer. Il arrive quelquefois, à la vérité, que la cautérisation amène la rupture du kératocèle, ou presque instantanément, ou quelques jours après, à la chute de l'eschare. Qu'on ne se préoccupe pas trop de cet accident ; il n'a, après tout, une gravité réelle que dans quelques cas seulement ; et pourvu que l'on ait eu le soin de dilater au préalable la pupille par la belladone, l'on aura, à notre sens, agi aussi rationnellement que possible.

La *perforation* de la cornée, abstraction faite des lésions traumatiques, dont nous n'avons pas à nous occuper, est produite habituellement par la kératite ulcéreuse, quelquefois par la kératite purulente ou plastique. De toutes les formes de kératite ulcéreuse, l'ulcère *pulpeux* en est l'origine la plus fréquente. Il y a aussi des cas où le moyen employé pour guérir l'ulcère produit la perforation de la cornée ; telle est sa cautérisation. Un phénomène précurseur de la perforation de la cornée, c'est le kératocèle.

L'espèce de perforation de la cornée que nous allons décrire doit être distinguée de sa destruction étendue ; car, arrivée à ce degré, le malade n'est guère curable, et elle rentre naturellement dans l'étude des destructions de la cornée dont les conséquences si fâcheuses appartiennent à un autre ordre de faits. Pour nous, la véritable perforation, celle qui nous occupe ici, doit intéresser moins que le quart de l'étendue de la cornée.

Son siége varie beaucoup et il a beaucoup d'influence sur l'avenir de l'œil. La perforation peut être centrale ou péripéhrique ; ces deux espèces distinctes ont leur physionomie propre.

Dans l'espèce centrale, l'iris a peu de tendance, surtout lorsque la pupille a été convenablement dilatée par la belladone, à s'engager dans l'ouverture et à faire hernie à l'extérieur. L'adhérence, lorsqu'elle a lieu dans ce cas, est ordinairement peu étendue et d'une importance secondaire; mais ce qu'il y a de plus grave aussi, c'est le leucoma survenant consécutivement et qui peut abolir la vision.

Dans l'espèce périphérique, l'iris est en rapport plus direct avec la perte de substance, une fois l'humeur aqueuse évacuée, et il contracte rapidement des adhérences avec son pourtour, rétablissant ainsi la continuité de la membrane cornée. La pupille se trouve être tiraillée, déformée, elle peut même disparaître à peu près complètement. Voilà encore pour le malade une cause d'accident.

La perforation de la cornée sans engagement de l'iris, et lorsqu'elle est peu étendue, se cicatrise quelquefois avec une très grande rapidité, l'humeur aqueuse se reproduit presque aussitôt, et, sauf le leucoma, il n'en reste plus de traces; mais si la perforation est plus grande, il peut s'établir une véritable *fistule* de la cornée. A tout prendre, la hernie de l'iris et la synéchie antérieure, si elle a ses dangers, a aussi ses avantages. Voici ce qui peut advenir quand l'iris est venu s'enclaver à travers une perforation de la cornée. En premier lieu, l'humeur aqueuse remplit bientôt la chambre antérieure de l'œil qui avait momentanément disparu; la membrane iris distendue tend de plus en plus à reprendre sa position normale par le fait de sa distension exagérée, résultant de ses adhérences anormales, et de son mouvement de dilatation et de contraction qu'elle a pu recouvrer sous l'influence de la lumière. Il arrive alors quelquefois que les moyens d'union de l'iris et de la cornée, encore peu résistants, cèdent à cette double action, et que l'iris parvient à se dégager complètement.

L'iris s'engage-t-il dans une plus grande étendue? vient-il faire hernie à l'extérieur sous la forme d'un petit champignon d'une coloration noirâtre, comparée avec exactitude à une tête de mouche, *myocéphalon?* la terminaison heureuse et spontanée que nous venons d'indiquer n'est plus à espérer. Des accidents nouveaux sont imminents: l'iris va adhérer à la cornée d'une manière à peu près définitive, et le chirurgien se trouve placé entre un double écueil. S'il cherche à réduire la hernie, ce qu'il pourrait d'ailleurs tenter longtemps sans pouvoir y parvenir, il s'expose, par l'étendue de la perforation, à donner naissance à une fistule; s'il ne la fait pas disparaître, l'état de la pupille peut être gravement compromis. Sans entrer maintenant dans des détails opératoires qui appartiennent à la description de la *hernie de l'iris* en général, je dirai que la méthode la plus rationnelle dans le cas particulier est celle de l'excision d'une portion de l'iris proéminent, et la cautérisation avec un crayon de nitrate d'argent de la portion restante. J'ajouterai que cette double pratique, que l'on peut décomposer en quelque sorte selon l'occurrence en n'employant que l'excision ou la cautérisation, paraît être tout-à-fait exempte de dangers, ainsi que l'atteste l'expérience de tous les chirurgiens.

Mais il est un mode de traitement plus efficace encore que les précédents, et que nous avons réservé en dernier lieu, parce qu'il est réellement le plus important: c'est celui qui consiste, sinon à annihiler, du moins à diminuer les dangers de la perforation de la cornée; je veux parler de la dilatation artificielle de la pupille par la belladone, véritable traitement prophylactique des accidents inhérents à la perforation.

Quoi que l'on ait dit à cet égard, et malgré les distinctions un peu théoriques que l'on a cherché à établir par rapport au siége de la lésion cornéale qui pouvait amener la perforation, la pratique à suivre nous paraît devoir être formulée dans les termes suivants: *La dilatation pupillaire par la belladone doit être produite dans toutes les perforations imminentes de la cornée.* Sans entrer ici dans plus de détails, qu'il me suffise de dire que moins l'iris aura d'étendue en surface, moindre aussi sera la portion qui tendra à s'engager dans l'ouverture de la cornée. Or, la belladone a précisément pour résultat de diminuer l'étendue en surface de l'iris.

La *fistule* de la cornée peut être définie la perforation passée à l'état chronique; en d'autres termes, la fistule c'est la perforation de la cornée avec ses dangers et moins ses ressources. Il y a donc, sous une analogie apparente, des différences fondamentales entre ces deux genres de lésion, et les voici: la perforation, pour passer à l'état de fistule, a besoin d'avoir une certaine étendue, soit, par exemple, le quart de la cornée; il faut ensuite qu'elle soit placée, autant que possible, au milieu de la cornée; elle est favorisée également dans sa production par un état de dilatation de la pupille. Autrement, en effet, la réparation de la cornée ne tarde pas à se faire et l'ouverture n'existe plus; ou bien l'iris vient s'engager dans la perforation, l'oblitère, donne lieu à une maladie nouvelle qui n'est plus la fistule.

Quoi qu'il en soit, une fois la fistule établie, il en résulte les conséquences suivantes: l'humeur aqueuse s'écoulant au fur et à mesure qu'elle est exhalée, la cornée reste aplatie au lieu d'être saillante, et l'œil est ainsi déformé. L'air trouvant accès à l'intérieur de l'œil amène l'inflammation de la séreuse de la chambre antérieure, de l'iris, de la capsule antérieure; triple série de complications dont une seule suffit souvent pour compromettre gravement l'exercice de la vision. Ajoutez à cela que la cornée elle-même participe quelquefois en totalité à tous ces désordres, qu'il peut survenir une fonte purulente de l'œil, ou des douleurs tellement intolérables qu'il faille vider l'œil de ses humeurs en excisant sa partie antérieure, et il est facile de comprendre le peu de chances favorables que nous offre une semblable lésion.

Il est rare que la fistule de la cornée se maintienne longtemps à l'état de simplicité; mais avec les complications que nous venons de mentionner elle peut persister pendant des semaines et des mois entiers. Dans les cas les moins défavorables, il arrive ou que l'iris finit par s'engager assez dans la fistule pour contracter des adhérences avec son pourtour et l'oblitérer, ou que la capsule cristalline antérieure s'adapte à son ouverture, y adhère et la ferme définitivement; mais dans ces deux cas il est évident qu'il ne faut plus songer aux fonctions de l'œil, elles sont abolies pour toujours, à moins que, par hasard, l'iris n'ait été décollé dans un point de sa grande circonférence par les tiraillements qu'il a subis, comme j'en ai vu un exemple, et que, par cette pupille artificielle spontanée, la vision persiste encore, grâce à la transparence de la portion correspondante de la cornée. D'après cela, nous n'avons rien à dire de spécial sur le traitement des fistules de la cornée, les indications étant à peu près les mêmes que celles de ses perforations.

Le *pannus* ne peut être décrit à part qu'autant que l'on prend soin de le distinguer de la kératite vasculaire chronique, dont il n'est en quelque sorte que l'exagération.

Nous admettons deux espèces de pannus : l'un *vasculeux*, formé par une vascularisation serrée et générale de la conjonctive cornéale; l'autre *granuleux*, constitué par une foule de petites granulations implantées sur la trame vasculaire de nouvelle formation. Le pannus vasculeux est beaucoup plus commun que le pannus granuleux.

Les causes sont les mêmes que pour la kératite vasculaire chronique, seulement leur action a été ou plus énergique ou plus prolongée, d'où il résulte que le pannus, lorsqu'on l'examine, est une maladie ancienne et qui peut avoir déjà plusieurs années d'existence.

Qu'il soit vasculeux ou granuleux, le pannus occupe la presque totalité de la cornée; cette membrane a un aspect uniformément rougeâtre, comme le serait un tissu érectile.

Ce plan vasculaire peut reposer sur un tissu sain ou à peu près, ou sur un tissu déjà opacifié soit en partie, soit en totalité; il est rare, en effet, que la cornée ne perde pas à la longue sa transparence. L'état vasculaire n'est pas ordinairement circonscrit à l'étendue de la membrane kérato-conjonctivale; elle se continue le plus souvent avec une multitude de vaisseaux qui se sont développés dans la conjonctive scléroticale.

L'exercice régulier de la vision n'est pas possible avec une membrane aussi peu transparente; cependant lorsque la cornée est exempte d'albugo et de leucoma étendus, les malades peuvent encore distinguer confusément, s'il n'y a pas d'autre lésion, et quelques-uns sont même assez heureux pour apercevoir les gros objets. Ils voient moins mal dans une demi-obscurité qu'en face d'une vive lumière.

Non-seulement un œil affecté de pannus est d'un faible secours pour le malade, mais il est encore la cause de douleurs plus ou moins vives, de larmoiement, quelquefois de photophobie; assez souvent enfin il vient s'enter sur le pannus des inflammations aiguës intercurrentes assez difficiles à faire disparaître et qui laissent souvent l'œil en plus mauvais état qu'il n'était auparavant. Si la kératite vasculaire passée à l'état chronique est une affection assez souvent rebelle au traitement, à plus forte raison doit-il en être de même du pannus.

Parmi les modificateurs généraux que l'on peut employer comme adjuvants thérapeutiques nous signalerons les saignées, les ventouses scarifiées ou les sangsues aux environs de l'orbite, les purgatifs fréquemment administrés, les vésicatoires volants, la pommade stibiée, le séton à la nuque, les frictions mercurielles sur le front et sur la tempe alternativement, etc.

Mais le véritable traitement rationnel, sinon toujours efficace, du pannus consiste dans les moyens suivants :

Inoculation. — Jæger a conçu l'idée pleine de hardiesse de traiter le pannus par l'inoculation du pus provenant d'une ophthalmie purulente, dans le but de développer la même affection. La vive inflammation qui s'empare de toute la surface oculaire a eu dans beaucoup de cas pour résultat de faire disparaître les vaisseaux et d'activer la résorption des dépôts plastiques anciens. En ne tenant compte que des faits publiés par le chirurgien allemand et par ceux qui l'ont imité, l'on serait tenté de pardonner à la témérité d'une semblable tentative en faveur des résultats heureux qu'elle a produits. Toutefois, en examinant la manière d'agir de l'inoculation dans le cas particulier, l'on voit qu'elle se réduit à faire naître une phlegmasie suraiguë; or, nous avons d'autres moyens plus innocents et à peu près aussi actifs. Nous nous croyons donc jusqu'ici obligé de leur donner la préférence.

Cautérisation et collyres concentrés. — En cautérisant avec le nitrate d'argent les vaisseaux situés à la périphérie de la cornée, soit en masse, soit un à un, on arrive quelquefois à faire disparaître ceux qui ont envahi la cornée elle-même. On peut encore, sans de grands dangers, toucher légèrement la surface cornéale avec le même caustique pour y déterminer une réaction plus directe. Enfin dans le même but les collyres au nitrate d'argent à dose concentrée, ou à la teinture de cantharides, sont également indiqués.

Il faut revenir, à plusieurs reprises, à l'emploi de ces moyens; et, quel que soit celui que l'on adopte, il est bon de ne pas désespérer trop tôt du succès, car la patience du praticien sera autant profitable au malade que son habileté.

Excision. — Pour pratiquer l'excision, il faudrait enlever presque toute la circonférence de la conjonctive scléroticale qui entoure la cornée; et après cette opération même les vaisseaux cornéaux pourraient très bien persister, alimentés qu'ils seraient par d'autres sources ; puis la réaction qui suit cette opération est moins vive que celle causée par les caustiques, et cela est fâcheux dans la circonstance actuelle. Encore si les vaisseaux étaient tous assez distincts et superficiellement placés pour qu'on pût les exciser sur place et les détacher du tissu cornéal, on pourrait peut-être le tenter, mais il est assez douteux que l'on puisse y réussir convenablement. L'on devra d'ailleurs, avant de faire un choix entre ces différentes méthodes thérapeutiques, tenir compte de la physionomie spéciale de la lésion et agir en conséquence ; peut-être y aura-t-il des cas où la combinaison de plusieurs modes de traitement sera rationnelle.

En terminant la description analytique des diverses lésions inflammatoires de la cornée que nous avons prises pour *types*, nous ferons la remarque suivante :

Les affections de la cornée, surtout celles qui sont aiguës, ne restent pas longtemps à l'état de *simplicité*, et, une fois l'équilibre physiologique de l'œil rompu, de nouvelles lésions ne tardent pas à s'ajouter à la première, à la compliquer ; or, c'est à dégager la maladie primitive de celle qui n'est que secondaire qu'un écrivain exact doit scrupuleusement s'attacher ; puis une fois cette sorte d'isolement obtenue, il doit indiquer alors, d'après leur ordre de fréquence, toutes les complications possibles, en quoi elles influencent dans sa marche la maladie première, comment elles modifient sa symptomatologie. Il doit ensuite reprendre une à une ces différentes complications, les étudier en détail, parce qu'elles sont, après tout, autant de maladies distinctes.

C'est ce que nous avons essayé de faire.

Voilà notre excuse pour nos divisions nombreuses et quelques répétitions à peu près inévitables.

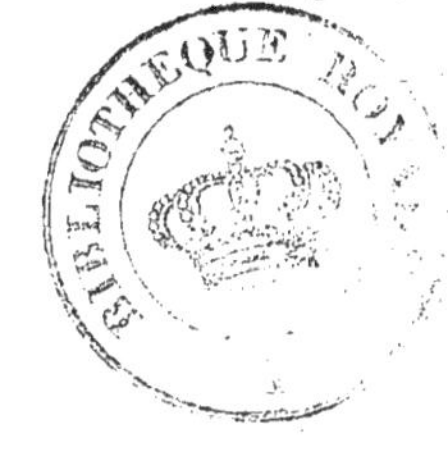

FIN.